間質性膀胱炎・膀胱痛症候群診療ガイドライン

編集 ■ 日本間質性膀胱炎研究会／日本泌尿器科学会

RichHill Medical

Clinical Guideline for Interstitial Cystitis/Bladder Pain Syndrome

Editors:
Yukio Homma, Yoshiyuki Akiyama, Akira Furuta, Daichi Maeda,
Satoru Takahashi, Mineo Takei, Hikaru Tomoe, Tomohiro Ueda

©2019 The Society of Interstitial Cystitis of Japan
All rights reserved. No part of this publication may be reproduced, stored in
a retrieval system, or transmitted in any form or by any means, electronic,
mechanical, photocopying, recording or otherwise, without the prior permission
of the copyright holder.

The Society of Interstitial Cystitis of Japan
Department of Urology, The University of Tokyo
7-3-1 Hongo, Bunkyo-ku, Tokyo 113-8655, Japan
Tel: +81-3-5800-8753 Fax: +81-3-5800-8917
e-mail: sicj-office@umin.ac.jp Website: http://sicj.umin.jp/

Publisher: RichHill Medical Inc.
2-14 Kanda-jimbocho, Chiyoda-ku, Tokyo 101-0051 Japan
Tel: +81-3-3230-3511 Fax: +81-3-3230-3522

ISBN978-4-903849-40-9

発刊に寄せて

　2007 年に間質性膀胱炎（IC）に関する診療ガイドラインがわが国で初めて発刊されてすでに 10 年以上経過しました。これまで，本診療ガイドラインは，泌尿器科の日常診療において非常に役立ち，その疾患概念の普及に大きく寄与してきました。当初のガイドラインは日本間質性膀胱炎研究会の多大なるご尽力により，少ない中でも有用なエビデンスを活かされ作られたもので，当時としては画期的なものであったと言えます。その後，間質性膀胱炎という疾患概念が泌尿器科医療の中で浸透し，診断，治療の実績が評価され，わが国においては，2015 年 10 月に重症例の一部が，泌尿器科領域の唯一の指定難病に認定されました。

　このたび，これまでに積み上げられてきた間質性膀胱炎に関する診断・治療におけるエビデンスが再度整理され，日本間質性膀胱炎研究会と日本泌尿器科学会との共同編集で，対象患者の名称も間質性膀胱炎（IC）から間質性膀胱炎・膀胱痛症候群（IC/BPS）と変更され，傑作と言うべきガイドラインが作成されたと思っています。この改訂された本ガイドラインは，多くの泌尿器科医と本疾患で悩んでおられる患者さんのために大いに活用されるものと信じています。また，本疾患に関する理解が深まり，診断・治療における新たなる展開があるものと期待しています。

　最後になりましたが，日本泌尿器科学会を代表して，本ガイドラインの作成にあたりご尽力いただいた本間之夫委員長をはじめ委員の方々に心より深謝の意を表します。

2019 年 3 月

日本泌尿器科学会
理事長　藤澤 正人

序

　間質性膀胱炎（IC）は，膀胱の痛み，頻尿，強い尿意，排尿困難など，膀胱や排尿に関する極めて不快な症状をもたらす疾患である。他人から理解しにくい症状をかかえる辛さ，その症状による生活上の不便さなどから，患者の生活の質は大きく損なわれてしまう。しかし，その頻度が比較的低いこと，細菌性膀胱炎と症状が類似していることなどから，19世紀にはすでに知られておりながら，あまり研究の対象とはならず，診療上もほとんど無視されていた。

　21世紀が始まると同時に，過活動膀胱（OAB）という疾患概念が新たに泌尿器科領域に加わった。これを機として，排尿に関する症状（下部尿路症状）に注目が集まるなか，OABと類似した下部尿路症状を有しながらOABではない，そしてOABの治療にも全く反応しない疾患として，ICが浮かび上がってきた。2007年には，研究の発展と診療上の必要性から，わが国で間質性膀胱炎診療ガイドラインが発刊された。このガイドラインは，日本間質性膀胱炎研究会の編集であるが，世界的に見て恐らく初の，間質性膀胱炎に特化した診療ガイドラインであった。その後，ICに関する研究は広がりを見せ，疾患の認知度も上がり，諸外国でもガイドラインや総説も多数発刊されてきた。わが国においては，2015年10月に重症例の一部が，泌尿器科領域の唯一の指定難病に認定されるに至っている。

　しかし，ICの研究や認知が進む一方で，研究者の間で疾患概念に関して議論が巻き起こった。Painful bladder syndrome，Bladder pain syndrome，Hypersensitive bladderなどの用語も創出されて，混乱も生じた。ようやく最近になって，古典的なICであるハンナ病変を有する患者とそうでない患者は，峻別すべきことが共通理解となりつつあり，それに則って用語も整理されてきた。

　このような経緯を踏まえて，2018年末のエビデンスに基づいて改訂したのが，本ガイドラインである。前回と異なり，対象患者の名称は間質性膀胱炎（IC）から間質性膀胱炎・膀胱痛症候群（IC/BPS）と変更され，日本間質性膀胱炎研究会単独ではなく日本泌尿器科学会との共同で編集に当たった。

　作成にご協力・ご指導を頂いた多数の関係者に感謝申し上げるとともに，本ガイドラインがIC/BPSの診療と研究の発展に寄与することを願う。

2019年3月

日本間質性膀胱炎研究会

代表幹事　本間 之夫

間質性膀胱炎・膀胱痛症候群診療ガイドライン

作成委員 (五十音順)

委員長　本間 之夫　　日本赤十字社医療センター 院長

委員　　秋山 佳之　　東京大学大学院医学系研究科泌尿器外科学 助教

　　　　上田 朋宏　　泌尿器科上田クリニック 院長

　　　　髙橋　悟　　　日本大学医学部泌尿器科学系泌尿器科学分野 主任教授

　　　　武井 実根雄　原三信病院泌尿器科 部長

　　　　巴 ひかる　　東京女子医科大学東医療センター骨盤底機能再建診療部・泌尿器科 教授

　　　　古田　昭　　　東京慈恵会医科大学泌尿器科学講座 准教授

　　　　前田 大地　　大阪大学大学院医学系研究科先端ゲノム医療学共同研究講座 特任教授

評価委員 (五十音順)

　　　　朝倉 博孝　　埼玉医科大学泌尿器科学 教授

　　　　井川 靖彦　　東京大学大学院医学系研究科コンチネンス医学講座 特任教授

　　　　伊藤 貴章　　田村クリニック 副院長・泌尿器科

　　　　南里 正晴　　南里泌尿器科医院 院長

　　　　横山　修　　　福井大学医学部器官制御医学講座泌尿器科学 教授

　　　　吉村 直樹　　ピッツバーグ大学泌尿器科学・薬理学 教授

目次

発刊に寄せて iii

序 iv

作成委員，評価委員 v

図譜 x

  ● 膀胱鏡所見 ― ハンナ病変 x

  ● 膀胱鏡所見 ― 拡張後粘膜出血 xiv

  ● 病理所見 xv

はじめに xvii

  背景と目的 xvii

  対象患者・利用者 xvii

  使用方法・適応範囲 xvii

  作成方法 xvii

  論文検索 xviii

  レベルの表示 xviii

  略記・略語 xix

  利益相反 xx

  修正・改訂 xxi

1 定義 1

  1.「間質性膀胱炎・膀胱痛症候群」とその関連用語の解説 1

    1）間質性膀胱炎 1

    2）ハンナ型間質性膀胱炎と非ハンナ型間質性膀胱炎 2

    3）症候群 3

      3-1）疼痛性膀胱症候群（Painful bladder syndrome: PBS） 3

      3-2）骨盤痛症候群（Pelvic pain syndrome） 4

      3-3）膀胱痛症候群（Bladder pain syndrome: BPS） 4

    4）過知覚膀胱 4

  2. IC/BPS に関連する用語の対比 4

  3. 2019 年版 GL で用いる用語 5

2 診療のアルゴリズム 8

3 疫学 10

4 病因・病態 12

1. 尿路上皮機能不全 12
1) グリコサミノグリカン層（Glycosaminoglycan: GAG layer）異常 12
2) 細胞間接着異常 12
3) 上皮代謝障害 13
4) 尿路上皮に対する自己免疫 13

2. 膀胱の炎症性変化 13
1) 肥満細胞の活性化 13
2) 免疫性炎症 13
3) 神経原性炎症 14

3. 侵害刺激受容機構の異常亢進 14

4. 尿中毒性物質 14

5. 微生物感染 14

5 病理 18

1. HIC の病理組織像 18

2. HIC 以外の IC/BPS の病理組織像 19

3. IC/BPS における肥満細胞浸潤 20

6 診断 22

1. 症状 22
1) 下部尿路症状 22
2) その他の症状 22
3) 症状の経過 23
4) 症状に影響する因子 23
5) 症状の評価 23

2. QOL 23

3. 病歴 23

4. 検査 23
1) 身体所見 23
2) 排尿記録 26
3) 尿検査 26
4) 尿流動態検査 26
5) 膀胱鏡検査 26
6) 膀胱水圧拡張検査 28
7) 膀胱生検 28
8) カリウムテスト 29
9) バイオマーカー 29

5. 除外診断 29

6. 診断の流れ 29

間質性膀胱炎・膀胱痛症候群診療ガイドライン

7. 難病指定 30

7 治療総論 33

1. 保存的治療 33
2. 薬物治療 33
3. 膀胱腔内・壁内注入療法 34
4. 手術療法 34
5. その他の治療 35
6. HIC とそれ以外を分けた治療戦略 35
   ● 治療の推奨グレード 36
   ● 治療法の一覧 37

8 治療−1 保存的治療 38

1. 緊張の緩和（Stress reduction） 38
2. 理学療法（Physical therapy） 38
3. 行動療法（Behavioral modification） 39
4. 食事療法（Dietary modification） 39

9 治療−2 薬物治療 42

1. 中枢性感作（Central sensitization） 42
   1）アミトリプチリン（Amitriptyline） 42
   2）デュロキセチン（Duloxetine） 42
   3）ガバペンチン，プレガバリン（Gabapentin, Pregabalin） . 43
   4）トラマドール（Tramadol） 43
2. リンパ球・肥満細胞の活性化（Lymphocyte/Mast cell activation） . 44
   1）ヒドロキシジン（Hydroxyzine） 44
   2）シメチジン（Cimetidine） 44
   3）スプラタスト（Suplatast） 45
   4）モンテルカスト（Montelukast） 45
3. 免疫反応・炎症（Immunological response, Inflammation） . 45
   1）シクロスポリン A，タクロリムス（Cyclosporine A, Tacrolimus） . 45
   2）アセトアミノフェン，セレコキシブ（Acetaminophen, Celecoxib） . 46
   3）ステロイド（Prednisolone） 46
   4）アルギニン（L-arginine） 47
   5）アダリムマブ，セルトリズマブ ペゴル（Adalimumab, Certolizumab pegol） . 47
4. 膀胱上皮障害（Dysfunctional bladder epithelium） . 48
   1）ポリ硫酸ペントサンナトリウム（Pentosan polysulfate sodium） . 48
5. 尿アルカリ化（Urinary alkalinization） 49
   1）クエン酸（Citrate） 49

6. 感染（Infection） ……………………………………………………… 49
　　1）抗菌薬 ……………………………………………………………… 49
7. 漢方薬 …………………………………………………………………… 50

10　治療-3　膀胱内注入療法 ……………………………………………… 53

1. ジメチルスルホキシド（Dimethyl sulfoxide: DMSO） …………… 53
2. ヘパリン（Heparin） …………………………………………………… 54
3. ヒアルロン酸（Hyaluronic acid） …………………………………… 54
4. コンドロイチン硫酸（Chondroitin sulfate） ……………………… 55
5. ポリ硫酸ペントサンナトリウム（Pentosan polysulfate sodium: PPS） … 55
6. カプサイシン，レジニフェラトキシン（Capsaicin, Resiniferatoxin） … 56
7. Bacillus Calmette-Guérin（BCG） ………………………………… 56
8. オキシブチニン（Oxybutynin） ……………………………………… 57
9. リドカイン（Lidocaine） ……………………………………………… 57
10. ステロイド（Steroid） ………………………………………………… 58
11. ボツリヌス毒素（Botulinum toxin） ………………………………… 58
12. リポソーム（Liposome） ……………………………………………… 59

11　治療-4　内視鏡的治療 …………………………………………………… 65

1. 膀胱水圧拡張術（Hydrodistension） ………………………………… 65
2. 経尿道的ハンナ病変切除・焼灼術（Transurethral resection/
fulguration of the Hunner lesions），経尿道的レーザー治療 ……… 66

12　治療-5　その他の治療 …………………………………………………… 71

1. 経皮的電気刺激（Transcutaneous electric nerve stimulation: TENS） … 71
2. 仙骨神経刺激（Sacral neuromodulation: SNM） ………………… 71
3. 鍼（Acupuncture） …………………………………………………… 72
4. 膀胱拡大術（Augmentation）・膀胱摘出術，尿路変更術 ………… 73

13　治療効果の評価 …………………………………………………………… 78

1. 対象患者の採用基準 …………………………………………………… 78
2. 有効性の判定基準 ……………………………………………………… 78
　　1）有効性の評価方法 ………………………………………………… 78
　　2）有効性の評価に影響を与える可能性のある事項 ……………… 80
　　3）特に薬剤治験において注意すべき点 …………………………… 80

索引 ………………………………………………………………………………… 81

図譜

● **膀胱鏡所見 ― ハンナ病変**（1〜18）

　ハンナ病変は，ハンナ型間質性膀胱炎に特徴的なびらん（糜爛）性の病変である。病理学的な意味で潰瘍とは異なり，病変部の窪みはない。平坦もしくは軽度に膨隆した，境界は比較的明瞭な発赤病変で，出血を伴っていなければ，色調は比較的淡い。

　頂部，側壁，後壁，およびそれらの境界部分に好発し，時に左右に横断するように繋がる。他の部位にも生じるが，三角部には稀である。全体に線状または分枝状のことが多いが，円形に近い小病変のこともある。病変の周囲には瘢痕や血管の増生がしばしばみられ，それらの血管や瘢痕は病変に収束している。

　病変表面は平滑で，乳頭状ではない。組織片や血液が付着していることもある。病変部には正常の毛細血管構造は認められず，血管がもつれた糸のように網状に増生している。病変は軽度の膀胱拡張でも不明瞭となるので，水を少量だけ注入した状態で観察することが肝要である。Narrow-band imaging（NBI）を用いた膀胱鏡で検出率の向上が期待できる。

　ハンナ病変の有無は治療方針に大きく影響する。内視鏡所見があいまいな場合は，補助診断として病理検査が有用である（図譜 p.xv〜xvi および本文 5 章「病理」p.18 参照）。

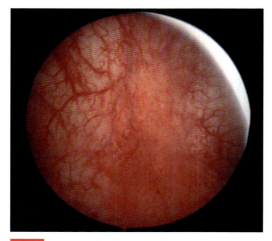
1 縦走する線状の病変（59 歳女性）

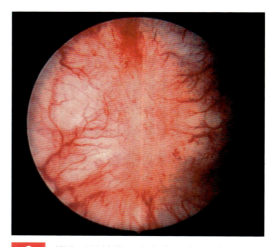
2 縦走する線状の病変（82 歳女性）

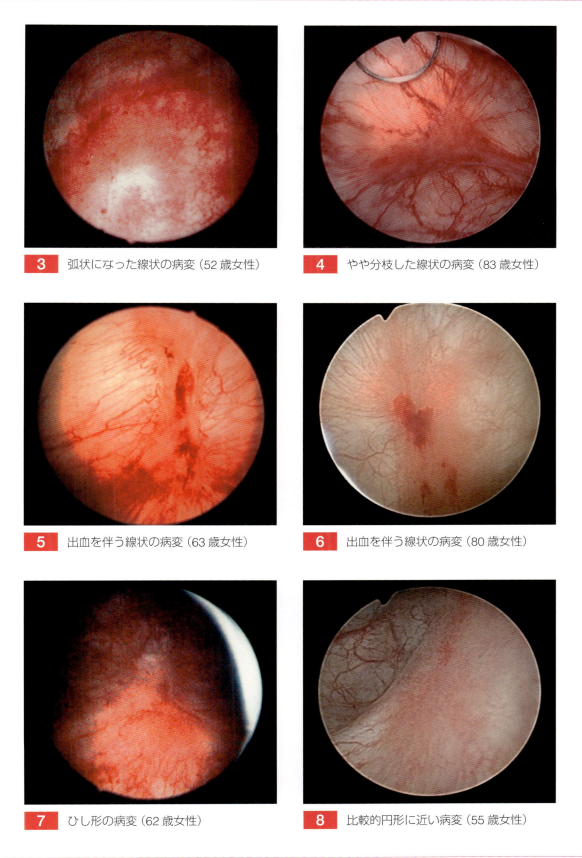

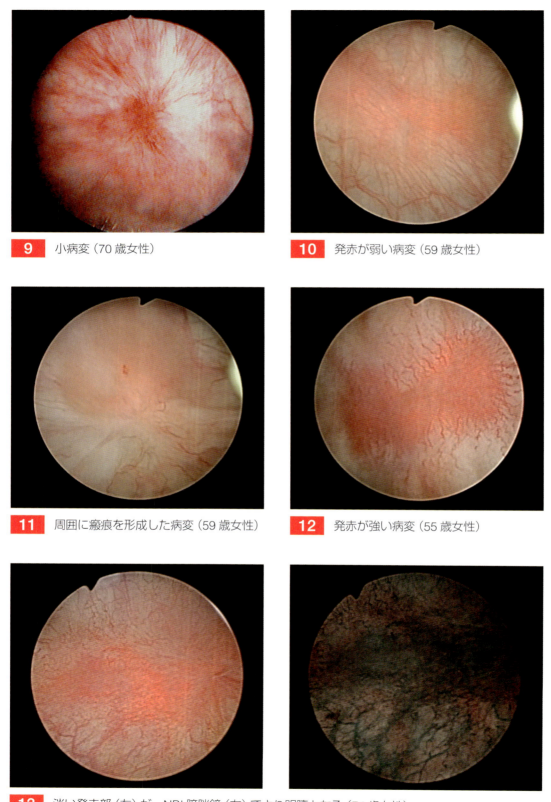

9 　小病変（70歳女性）

10 　発赤が弱い病変（59歳女性）

11 　周囲に瘢痕を形成した病変（59歳女性）

12 　発赤が強い病変（55歳女性）

13 　淡い発赤部（左）が，NBI膀胱鏡（右）でより明瞭となる（74歳女性）

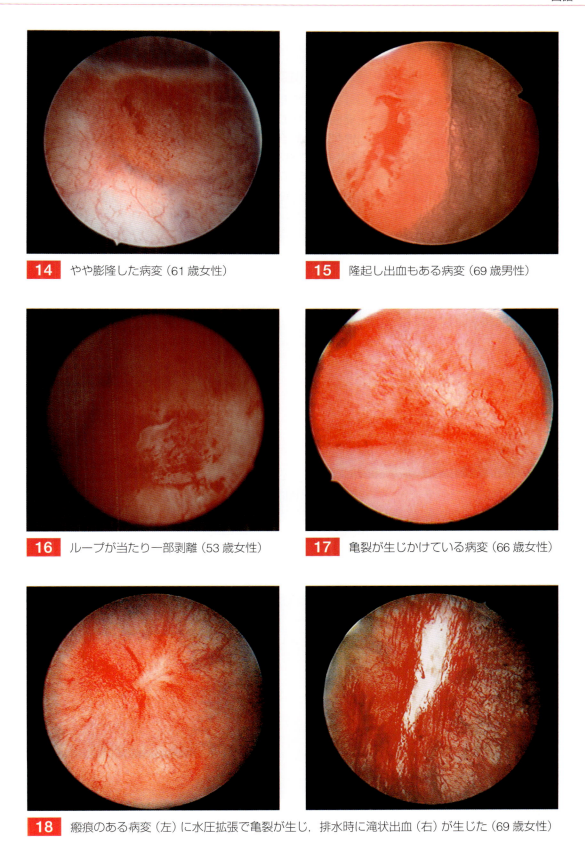

| 14 | やや膨隆した病変（61歳女性） | 15 | 隆起し出血もある病変（69歳男性） |
| 16 | ループが当たり一部剥離（53歳女性） | 17 | 亀裂が生じかけている病変（66歳女性） |

18　瘢痕のある病変（左）に水圧拡張で亀裂が生じ，排水時に滝状出血（右）が生じた（69歳女性）

● **膀胱鏡所見 ― 拡張後粘膜出血**（19, 20）

　　拡張前は正常と思われた部分から，拡張後の排水時に五月雨状の粘膜出血が生じることがある。出血の程度と範囲は多様である。これが拡張後粘膜出血（Mucosal bleeding after distension: MBAD）である。排水した後に再び膀胱内を観察すると，既に止血した出血点が点状に多数観察される。これが点状出血（Glomerulations）である。同じ現象を異なる時点で観ているのであろう。出血の程度・範囲と症状や治療効果との関連は曖昧で，診断的意義は低いとされる。

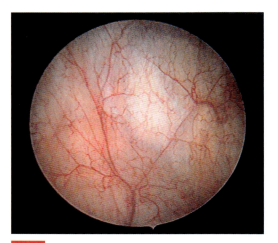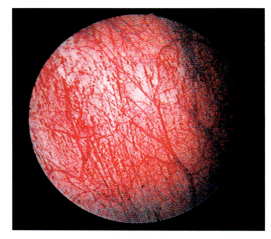

19 一見正常にみえる部分（左）から水圧拡張後に五月雨状の出血がみられた（右）（68歳女性）

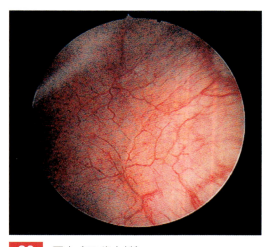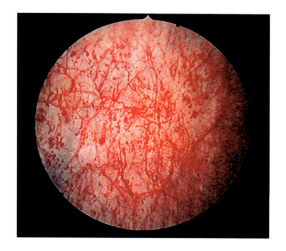

20 同上（72歳女性）

● 病理所見 〔➡ 本文 5 章「病理」p.18〜21〕

ハンナ型間質性膀胱炎（ 1 〜 4 ）

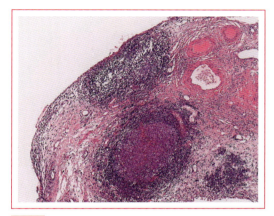

1 上皮下間質に密な炎症細胞浸潤がみられ，リンパ濾胞形成もしばしば確認される（p.19 図 1）

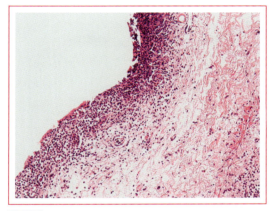

2 上皮直下の帯状の炎症細胞浸潤（p.19 図 2）

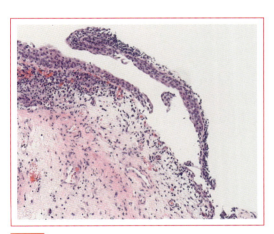

3 上皮剥離。基底部から層状に上皮が剥がれている（p.19 図 3）

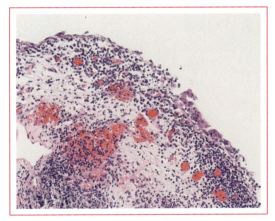

4 リンパ球とともに多数の形質細胞の浸潤が確認される。小血管の増生あり。表層の上皮は剥離し，基底部の変性した上皮細胞が散在性にみられるのみとなっている（p.19 図 4）

ハンナ型間質性膀胱炎以外（5, 6）

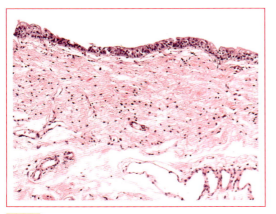

5 有意な組織学的変化がみられないことが多い。上皮下間質の炎症は目立たない（p.20 図5）

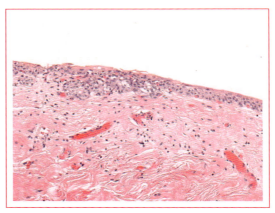

6 上皮が全層性に保たれている（p.20 図6）

はじめに

背景と目的

　本ガイドラインは，「間質性膀胱炎・膀胱痛症候群」を対象患者とし，その診療の指針を示すために作成された。間質性膀胱炎の英語名，Interstitial cystitis（IC），と膀胱痛症候群の英語名，Bladder pain syndrome（BPS）から，以下では「間質性膀胱炎・膀胱痛症候群」をIC/BPSと略記する。

　IC/BPSは中高齢の女性に多い比較的稀な状態である。膀胱痛・不快感や頻尿などが長く続き，患者の生活の質は大きく損なわれる。病態が明らかでなく，各種の治療にも抵抗する。希少性，著しい生活障害，原因不明などの要件から，2015年10月には一部の重症例が指定難病に認定されている。

　2007年にはわが国で「間質性膀胱炎診療ガイドライン」（2007年版GL）が発行された[1]。これは国際的にも初のガイドラインである。今回は，その後の進歩を踏まえてその改訂を行った。

対象患者・利用者

　対象患者はIC/BPSの患者である。本書でいうIC/BPSとは「膀胱に関連する慢性の骨盤部の疼痛，圧迫感または不快感があり，尿意亢進や頻尿などの下部尿路症状を伴い，混同しうる疾患がない状態」である。膠原病，感染症，放射線などに随伴・起医する膀胱の炎症は対象としない。利用者は，泌尿器科を中心とした医師，薬剤師，看護師などの医療従事者とした。

使用方法・適応範囲

　診療ガイドラインの推奨は強制されるべきものではなく，診療行為の選択肢を示すひとつの参考資料であって，患者と医療者には協働して最良の診療を選択する裁量が認められるべきである[2]。したがって，このガイドラインは診療の方向性を示唆するだけのものであり，規則や法的基準を示すものではなく，個々の治療の結果に対して責任を負うものでもない。

作成方法

　作成は日本泌尿器科学会のガイドライン作成指針に従い，日本間質性膀胱炎研究会と日本泌尿器科学会が協働して行った。作成委員（別掲）が，論文の収集・精読を通して分担部分の原案を書き，書面連絡および委員会会議での意見交換を行い修正して試案とした。それを評価委員（別掲）および日本泌尿器科学会の理事の校閲を受け，日本泌尿器科学会と日本間質性膀胱炎研究会のホームページに公開して一般より意見を聴取し修正して完成させた。

論文検索

　論文検索は 2008 年から 2018 年末までの論文（Epub 掲載も含む）を対象とし，PubMed または MEDLINE で行った。日本語の論文は医学中央雑誌（医中誌 Web）でも検索した。検索で得たうちの重要な論文の他，検索以外で得られた論文，既存のガイドラインなども参考とした。

レベルの表示

　治療に関する論文のレベルは下表のように定め，文献リストの末尾に記載した。ガイドラインは GL，Meta-analysis は Meta，Systematic review は SysRv，Systematic でない Review は Rv とした。

論文のレベル	内容
I	大規模の RCT で結果が明らかなもの
II	小規模の RCT で結果が明らかなもの
III	無作為割付けによらない比較対照研究
IV	前向きの対照のない観察研究
V	後ろ向きの症例研究か専門家の意見

RCT: 無作為化比較対照試験　　大規模とは各群の症例数が 100 例以上を目安とした

　根拠のレベルは，論文のレベルから下表のように定めた。

根拠のレベル	内容
1	2 つ以上のレベル I の研究に裏付けられる
2	1 つのレベル I の研究か複数のレベル II の研究に裏付けられる
3	レベル III の研究に裏付けられる
4	レベル IV の研究に裏付けられる
5	レベル V の研究に裏付けられる

　推奨のグレードは，「診療ガイドライン作成の手引き 2007」[3] を参考として，根拠のレベルに，結論の一貫性，効果の大きさ，適用性，副作用，費用などの治療の特性を加味し，委員の議論と合意を反映させて定めた（Consensual recommendation）。IC/BPS に対する大規模な臨床研究は限られているので，根拠のレベルだけでなく，それ以外の項目や委員の意見も重視して推奨のグレードを定めた。

　ただし，本邦で IC に対し保険収載されている治療は膀胱水圧拡張術だけであり，その他の治療は適用外となる。本 GL 中の推奨度は医学的根拠に拠る判断であり，保険診療上の推奨度は，膀胱水圧拡張術以外はすべて保留であることに留意願いたい。

推奨のグレード	内容
A	行うよう強く勧められる
B	行うよう勧められる
C	行うよう勧めるだけの根拠が十分でない
C1	行ってもよい
C2	行うよう勧められない
D	行わないよう勧められる
保留	推奨のグレードを決められない

略記・略語

頻回に引用される文献は，以下のように略記した。

ガイドラインなどの略記と引用の様式

正式名称	略記
日本間質性膀胱炎研究会ガイドライン作成委員会編 間質性膀胱炎診療ガイドライン. ブラックウェルパブリッシング, 2007	2007 年版 GL
上記を 2019 年に改訂したガイドライン（本ガイドライン）	2019 年版 GL
Homma Y, Ueda T, Tomoe H, Lin AT, Kuo HC, Lee MH, Oh SJ, Kim JC, Lee KS. Clinical guidelines for interstitial cystitis and hypersensitive bladder updated in 2015. *Int J Urol* 2016; 23: 542–549	東アジア GL
Hanno PM, Burks DA, Clemens JQ, Dmochowski RR, Erickson D, FitzGerald MP, Forrest JB, Gordon B, Gray M, Mayer RD, Moldwin R, Newman DK, Nyberg L Jr, Payne CK, Wesselmann U, Faraday MM. Diagnosis and Treatment Interstitial Cystitis/Bladder Pain Syndrome. American Urological Association (AUA) Guideline. https://www.auanet.org/guidelines/interstitial-cystitis/bladder-pain-syndrome-(2011-amended-2014)	AUAGL
van de Merwe JP, Nordling J, Bouchelouche P, Bouchelouche K, Cervigni M, Daha LK, Elneil S, Fall M, Hohlbrugger G, Irwin P, Mortensen S, van Ophoven A, Osborne JL, Peeker R, Richter B, Riedl C, Sairanen J, Tinzl M, Wyndaele JJ. Diagnostic criteria, classification, and nomenclature for painful bladder syndrome/interstitial cystitis: an ESSIC proposal. *Eur Urol* 2008; 53: 60–67	ESSICGL
Engeler D (Chair), Baranowski AP, Borovicka J, Cottrell AM, Dinis-Oliveira P, Elneil S, Hughes J, Messelink EJ (Vice-chair), de C Williams AC. Guidelines Associates: Parsons B, Goonewardene S. EAU Guidelines on Chronic Pelvic Pain. European Association of Urology, 2018. http://uroweb.org/wp-content/uploads/EAU-Guidelines-on-Chronic-Pelvic-Pain-2018-large-text.pdf	EAUGL
Abrams P, Cardozo L, Fall M, Griffiths D, Rosier P, Ulmsten U, van Kerrebroeck P, Victor A, Wein A; Standardisation Sub-committee of the International Continence Society. The standardisation of terminology of lower urinary tract function: report from the standardisation sub-committee of the International Continence Society. *Neurourol Urodyn* 2002; 21: 167–178	ICS 用語基準
本間之夫，西沢 理，山口 脩．下部尿路機能に関する用語基準：国際禁制学会標準化部会報告．日排尿機能会誌 2003; 14: 278–289（上記論文の和訳）	
Abrams P, Andersson KE, Apostolidis A, Birder L, Bliss D, Brubaker L, Cardozo L, Castro-Diaz D, O'Connell PR, Cottenden A, Cotterill N, de Ridder D, Dmochowski R, Dumoulin C, Fader M, Fry C, Goldman H, Hanno P, Homma Y, Khullar V, Maher C, Milsom I, Newman D, Nijman RJM, Rademakers K, Robinson D, Rosier P, Rovner E, Salvatore S, Takeda M, Wagg A, Wagner T, Wein A; members of the committees. 6th International Consultation on Incontinence. Recommendations of the International Scientific Committee: Evaluation and treatment of urinary incontinence, pelvic organ prolapse and faecal incontinence. *Neurourol Urodyn* 2018; 37: 2271–2272	ICI 報告

間質性膀胱炎・膀胱痛症候群診療ガイドライン

しばしば使用される用語は断りなく以下のように略記した。

略語一覧（本文中で断りなく略語を使用することがある）

略語	英語	日本語（仮訳も含む）
AUA	American Urological Association	米国泌尿器科学会
BPH	benign prostatic hyperplasia	前立腺肥大症
BPS	bladder pain syndrome	膀胱痛症候群
EAU	European Association of Urology	欧州泌尿器科学会
ESSIC	European Society for the Study of Interstitial Cystitis（2004～） International Society for the Study of Bladder Pain Syndrome（2010～）	欧州間質性膀胱炎研究会 国際膀胱痛症候群研究会
GL	guideline	ガイドライン
HIC	Hunner type interstitial cystitis	ハンナ型間質性膀胱炎 間質性膀胱炎（ハンナ型）
HSB	hypersensitive bladder	過知覚膀胱
IC	interstitial cystitis	間質性膀胱炎
IC/BPS	interstitial cystitis/bladder pain syndrome	間質性膀胱炎・膀胱痛症候群
ICI	International Consultation on Incontinence	国際尿失禁会議
ICICJ	International Consultation on Interstitial Cystitis Japan	国際間質性膀胱炎日本会議
ICS	International Continence Society	国際禁制学会
IPSS	International Prostate Symptom Score	国際前立腺症状スコア
LUTS	lower urinary tract symptoms	下部尿路症状
NHIC	non-Hunner type interstitial cystitis	非ハンナ型間質性膀胱炎
OAB	overactive bladder	過活動膀胱
PBS	painful bladder syndrome	疼痛性膀胱症候群
PSA	prostate specific antigen	前立腺特異抗原
QOL	quality of life	生活の質
RCT	randomized controlled trial	無作為化比較対照試験
SICJ	Society of Interstitial Cystitis of Japan	日本間質性膀胱炎研究会
TUC	transurethral coagulation	経尿道的焼灼術

利益相反

　本ガイドラインは社会貢献を目的として作成されたものである。各委員個人と企業間との講演活動等を通じた利益相反は存在する。しかし，本ガイドラインの勧告内容は，科学的根拠に基づくものであり，特定の団体や製品・技術との利害関係により影響を受けたものではない。作成に要した費用は，日本泌尿器科学会と日本間質性膀胱炎研究会の助成金により賄われた。なお，委員と理事の利益相反は日本間質性膀胱炎研究会に届け出られ，幹事会により重大な利益相反状態にないことが確認されている。

修正・改訂

　本ガイドラインは，日本泌尿器科学会のガイドライン作成指針に従い，定期的に見直しを行い修正または改訂を行う予定である。

　本ガイドラインが間質性膀胱炎・膀胱痛症候群の診療に役立てば，作成委員一同の幸いとするところである。

　2019 年 3 月

作成委員一同

参考文献

1）日本間質性膀胱炎研究会ガイドライン作成委員会編. 間質性膀胱炎診療ガイドライン. ブラックウェルパブリッシング, 2007
2）Minds からの提言. 診療ガイドライン作成における法的側面への配慮について. EBM 普及推進事業. 2016. http://minds4.jcqhc.or.jp/minds/guideline/pdf/Proposal1.pdf
3）Minds 診療ガイドライン選定部会 監. 診療ガイドライン作成の手引き 2007. 医学書院, 2007

1 定義

> **要約**　本ガイドライン（GL）では，「間質性膀胱炎・膀胱痛症候群」（Interstitial Cystitis/Bladder Pain Syndrome: IC/BPS）を「膀胱に関連する慢性の骨盤部の疼痛，圧迫感または不快感があり，尿意亢進や頻尿などの下部尿路症状を伴い，混同しうる疾患がない状態」の総称とする。混同しうる疾患には，膀胱の感染症，新生物，結石，過活動膀胱などがある。IC/BPS のうちハンナ病変のあるものをハンナ型間質性膀胱炎または間質性膀胱炎（ハンナ型）（Hunner type IC: HIC），それ以外を膀胱痛症候群（BPS）と呼ぶ。
>
> 　2007 年版 GL では，IC を「膀胱の非特異的な慢性炎症を伴い，頻尿・尿意亢進・尿意切迫感・膀胱痛などの症状を呈する疾患」とし，ハンナ病変のある IC をハンナ型間質性膀胱炎（Hunner type IC: HIC），ハンナ病変はないが点状出血のある IC を非ハンナ型間質性膀胱炎（Non-Hunner type IC: NHIC）としていた。この HIC は，本 GL の HIC と同じである。NHIC は，本 GL の BPS に含まれる。

1. 「間質性膀胱炎・膀胱痛症候群」とその関連用語の解説

　「間質性膀胱炎・膀胱痛症候群」（IC/BPS）は，日常診療や臨床研究において国際的にも広く使用されているが，その定義は明確ではない。IC/BPS に関連する疾患・状態に関する用語には意味が曖昧なものや重複するものがあるので，それらを解説する。

1) 間質性膀胱炎

　間質性膀胱炎（Interstitial cystitis: IC）は，19 世紀末から使用されている用語であるが，国際的に合意された定義はない。1999 年には NIDDK（National Institute of Diabetes and Digestive and Kidney Diseases）が診断基準（**表 1**）を提案している[1]。しかし，これは疾患の定義ではなく臨床研究に組み入れる患者特性を定めた基準である。

　臨床的な診断基準としては，1997 年の米国の症例集積研究（Interstitial Cystitis Data Base: ICDB）の基準が参考になる[2]。ICDB 基準では，NIDDK 基準で要件となる膀胱鏡所見（ハンナ潰瘍か点状出血）が必須でない。しかし，症状だけの診断では特異性に欠ける。内視鏡所見を基準に含めないのは，米国では内視鏡検査が高額という社会的要因もあると推察される。

　2002 年の ICS 用語基準では，IC よりは Painful bladder syndrome（PBS）〔後述〕が用語として望ましいとし，IC は特異的な診断名で，典型的な膀胱鏡的および組織学的所見（これが何かは明確でない）を確認した場合にのみ使用するとしている。

　わが国の 2007 年版 GL の定義では，IC を「膀胱の非特異的な慢性炎症を伴い，頻尿・

表1　NIDDK による間質性膀胱炎の診断基準（概要）

診断項目	ハンナ潰瘍# か点状出血* かつ膀胱部痛か尿意切迫感
除外項目（抜粋）	18 歳未満，膀胱内圧測定：350 mL 以上の膀胱容量，150 mL までの注入で強い尿意を感じない，不随意収縮，罹病期間 9 カ月未満，夜間排尿 1 回未満，昼間排尿 8 回未満，抗菌薬・抗コリン薬での症状軽減，下部尿路の感染（3 カ月以内），膀胱または尿管の結石，陰部ヘルペス，良性または悪性の膀胱腫瘍，尿道癌，婦人科癌，尿道憩室，腟炎，結核性膀胱炎，放射線性膀胱炎，シクロホスファミド膀胱炎

\# 原文にあわせてハンナ潰瘍とした。
* 点状出血は，膀胱壁を 4 分割（前，後，左，右）して，各分割に点状出血 10 個以上ある状態が 3 分割以上にある場合に陽性とみなす。

尿意亢進・尿意切迫感・膀胱痛などの症状を呈する疾患」とした。しかし，後述のように，すべての IC/BPS 症例が炎症を伴うわけではない。

2009 年には日本・韓国・台湾の泌尿器科医による GL が発刊され，2016 年にその改訂を行った（東アジア GL）。そこでは，IC を膀胱の過知覚膀胱症状（疼痛・不快感・頻尿など），膀胱鏡所見（ハンナ病変または拡張後粘膜出血），他の疾患がないことの 3 つを条件とした。

2008 年およびそれ以降に発表された ESSIC や AUA の GL では，IC は定義されていない。IC を Bladder pain syndrome（BPS）に含めて IC は用いない，もしくは BPS と結合して IC/BPS と併記している〔BPS については後述〕。

2018 年の ICI 報告では，ハンナ病変のあるものだけを IC とし，IC を BPS とはまったく別の疾患と扱うべきとしている。IC はハンナ病変で定義されるということであろう。

以上から，間質性膀胱炎（IC）の定義は明確でないと言える。しかし，この用語は永く使用され社会的にも広く認知されており，わが国を含む諸国において保険病名として用いられている。国際疾病分類（International Classification of Diseases: ICD）10 の日本語版では，N30：膀胱炎の下位に間質性膀胱炎（分類 ID: 20057204）と間質性膀胱炎（ハンナ型）（分類 ID: 20101069）が登録されている。ICD11 においては，GC00.3 に Interstitial cystitis がある（日本語版は未発表）。

2）ハンナ型間質性膀胱炎と非ハンナ型間質性膀胱炎

NIDDK の基準（**表1**）にもあるように，IC の膀胱鏡所見はハンナ潰瘍（以下，ハンナ病変）と点状出血または拡張後粘膜出血（Mucosal bleeding after distension: MBAD）が特異的とされてきた（脚注 p.6, 7 参照）。2007 年版 GL や東アジア GL でも，ハンナ病変または点状出血が IC の診断基準とされた。

ハンナ病変のある IC は，古典的間質性膀胱炎（Classic IC），潰瘍型間質性膀胱炎（Ulcer-type IC, Ulcerative IC），ハンナ型間質性膀胱炎（Hunner type IC: HIC），間質性膀胱炎（ハンナ型）などと呼ばれている。ハンナ病変はないが点状出血や MBAD があるものは，非古典的間質性膀胱炎（Non-Classic IC），非潰瘍型間質性膀胱炎（Non-Ulcer-type IC, Non-Ulcerative IC），非ハンナ型間質性膀胱炎（Non-Hunner type IC: NHIC）などとされて

いる。ESSICGL では，各々，BPS type 3，type 2 としている。以下の本文では，便宜上，各々 HIC と NHIC と記述する。

HIC と NHIC は病理学的所見がまったく異なる[3]〔5章「病理」p.18 参照〕。HIC では膀胱上皮の剥離や粘膜固有層の強度な炎症が膀胱全体にみられる。これに対して，NHIC では上皮剥離や炎症はほとんどみられない。炎症に関連する分子の遺伝子発現亢進も HIC だけで確認されている。網羅的遺伝子発現解析でも，HIC と NHIC はまったく異なる様相を呈する[4]。しかし，一般的な臨床指標では，HIC がやや高齢で症状がやや重く併存疾患が多少異なるものの，判別は困難である。また，NHIC の特徴とされる点状出血については，病的意味がない，IC の診断基準とならないなどの意見がある[5]〔脚注 p.6,7 参照〕。したがって，NHIC の存在自体にも疑念がある。

なお，症状はあるが膀胱鏡でハンナ病変も点状出血も確認できないもの，すなわち HIC でも NHIC でもないものは，東アジア GL では過知覚膀胱（Hypersensitive bladder: HSB），ESSICGL では BPS type 1〔下記と**表2**参照〕と呼ばれている。この HSB または BPS type 1 は，病理学的にも遺伝子発現からも NHIC と区別がつかない。

3）症候群

症候群(Syndrome)は，ICS 用語基準では以下のようにされている（一部略）。"Syndromes describe constellations, or varying combinations of symptoms, but cannot be used for precise diagnosis. The syndromes described are functional abnormalities for which a precise cause has not been identified. It is presumed that routine assessment has excluded obvious local pathologies"，「症候群とは様々な症状の組み合わせであるが，それだけでは正確な診断にならない。明確な原因が同定できない機能的異常をいう。通常の診察で明らかな局所の病態が完全に除外されていることが前提となる。」

細分類で，Genito-urinary pain syndrome（生殖器・尿路痛症候群）と Symptom syndromes suggestive of lower urinary tract dysfunction（下部尿路機能障害を示唆する症状症候群）の2つがあり，前者に PBS や Pelvic pain syndrome（骨盤痛症候群）が含まれる。後者には Overactive bladder syndrome（過活動膀胱症候群），Lower urinary tract symptoms suggestive of bladder outlet obstruction（膀胱出口閉塞を示唆する下部尿路症状）が含まれる。

3-1）疼痛性膀胱症候群（Painful bladder syndrome: PBS）

PBS とは，ICS 用語基準によると，"The suprapubic pain related to bladder filling, accompanied by other symptoms such as increased daytime and night-time frequency, in the absence of proven urinary infection or other obvious pathology"，「膀胱充満に関連する恥骨上部の疼痛があり，昼間頻尿・夜間頻尿などの症状を伴う症候群で，感染や他の明らかな病的状態が認められないもの」とされる。また，IC はより特異的な診断名であり，典型的な膀胱鏡的および組織学的所見（これが何かは明確でない）を確認した場合にのみ使用するとされる。

3-2）骨盤痛症候群（Pelvic pain syndrome）

ICS 用語基準によると，「持続性または反復性の骨盤痛があり，下部尿路，腸管または婦人科的機能障害を示唆する症状を伴うが，感染や他の明らかな病的状態が認められないもの」をいう。膀胱痛や他の骨盤部の痛みを伴う症候群をすべて包括する概念で，泌尿器科疾患に限らず，神経疾患，整形外科的疾患，婦人科系疾患による骨盤痛も含まれる。本 GL の対象とするには広範すぎる。

3-3）膀胱痛症候群（Bladder pain syndrome: BPS）

ESSIC の定義によると，BPS は "Chronic pelvic pain, pressure, or discomfort perceived to be related to the urinary bladder accompanied by at least one other urinary symptom such as persistent urge to void or urinary frequency. Confusable diseases as the cause of symptoms must be excluded"，「膀胱に関連する慢性の骨盤部の疼痛，圧迫感または不快感で，尿意亢進や頻尿などの他の尿路症状を少なくとも一つ伴う。症状の原因として混同しうる疾患は除外されなくてはならない」である。AUAGL の定義は BPS ではなく IC/BPS であるが，ほぼ同様な内容である。すなわち，"An unpleasant sensation（pain, pressure, discomfort）perceived to be related to the urinary bladder, associated with lower urinary tract symptoms of more than six weeks duration, in the absence of infection or other identifiable causes"，「膀胱に関連する不快な知覚（疼痛，圧迫感，不快感）で，6 週間以上の下部尿路症状を伴い，感染や他の確認しうる原因を欠くもの」とされている。

ESSICGL では，BPS を type 1, 2, 3 と分け，上記の 2）で述べた HIC に該当するものを type 3，NHIC に該当するものを type 2，いずれにも該当しないもの（下記の過知覚膀胱に相当）を type 1 としている。

4）過知覚膀胱

過知覚膀胱（Hypersensitive bladder: HSB）とは，東アジア GL で提案された概念で，Hypersensitive bladder symptoms（discomfort, pressure or pain in the bladder usually associated with urinary frequency and nocturia）と No proven bladder pathology or other explainable diseases の条件を満たすものとする。すなわち，症状はあるが上記 2）の HIC や NHIC に該当しないものを意味する。ESSICGL の BPS の type 1 に相当する。

2. IC/BPS に関連する用語の対比（表 2）

AUAGL では，患者を IC/BPS と総称し下位分類は設けていない。ハンナ病変の有無で区別する場合は，IC/BPS with Hunner lesions と IC/BPS without Hunner lesions などと記述することになろう。AUAGL では，IC/BPS の診断でまず保存的治療を行い，効果が不十分な場合にのみ膀胱鏡でハンナ病変を確認するのが診療の流れである。米国では膀胱鏡の費用が高いため，後回しにされたものと推察される。

ESSICGL では，患者を BPS の総称でくくり，ハンナ病変のあるものを type 3，ハンナ病変はないが拡張後の点状出血のあるものを type 2，両者ともないものを type 1 とし

表2 各ガイドラインでの分類

内視鏡所見			
ハンナ病変	あり	なし	
点状出血	不問	あり	なし
各GLでの分類			
AUAGL		IC/BPS	
ESSICGL	BPS		
	type 3	type 2	type 1
2007年版GL	ハンナ型間質性膀胱炎	非ハンナ型間質性膀胱炎	該当名なし
東アジアGL	HIC	NHIC	HSB
ICI報告	IC	BPS	
2019年版GL	間質性膀胱炎・膀胱痛症候群		
	ハンナ型間質性膀胱炎	膀胱痛症候群	

ている。

2007年版GLでは，ハンナ病変のあるものをハンナ型間質性膀胱炎，ハンナ病変はないが点状出血のあるものを非ハンナ型間質性膀胱炎とし，その2型だけが設定されている。

東アジアGLでは，2007年版GLに倣ってHICとNHICを設け，ハンナ病変もMBAD（点状出血）もないものをHSBとしている。

ICI報告では，ハンナ病変のあるものはBPSから峻別してICとし，異なる別の疾患と扱うべきとしている。

3. 2019年版GLで用いる用語

臨床的に観察されることは，①患者は膀胱痛・頻尿などの症状を呈する，②感染，結石，癌，膀胱周囲の病変などは否定される，③患者の一部は膀胱鏡所見でハンナ病変を示し，他の一部はハンナ病変がなく拡張後の点状出血を示し，残りはいずれの所見も示さない，④この3型は症状などの一般的な臨床指標では鑑別が困難である，ということである。

最近の科学的な知見としては，①ハンナ病変のあるものは，組織学的にも遺伝子発現からも明らかな炎症性疾患であり，治療反応性も他と異なっている，②点状出血またはMBADは症状重症度や遺伝子発現と関連せず，臨床的な意義は乏しい，などがある。

患者の総称は，ICではなくBPSもしくはIC/BPSが広く国際的に用いられている。ただしBPSは症状症候群であり，器質的病変であるハンナ病変を有する患者を含むことはできない。また，BPSはICDにも登録されておらず，わが国でも膀胱痛症候群は保険病名にない（間質性膀胱炎はある）。一方，IC/BPSはより包括的でICを含むことで

間質性膀胱炎・膀胱痛症候群診療ガイドライン

表3　本ガイドラインで用いる用語の定義

用語（日本語/英語）	定義
間質性膀胱炎・膀胱痛症候群	膀胱に関連する慢性の骨盤部の疼痛，圧迫感または不快感があり，尿意亢進や頻尿などの下部尿路症状を伴い，混同しうる疾患がない状態
Interstitial cystitis/bladder pain syndrome (IC/BPS)	Condition with chronic pelvic pain, pressure, or discomfort perceived to be related to the urinary bladder accompanied by other urinary symptoms such as persistent urge to void or urinary frequency in the absence of confusable diseases
ハンナ型間質性膀胱炎 間質性膀胱炎（ハンナ型）	ハンナ病変のある IC/BPS
Hunner-type interstitial cystitis (HIC)	IC/BPS with Hunner lesions
膀胱痛症候群	ハンナ病変のない IC/BPS
Bladder pain syndrome (BPS)	IC/BPS without Hunner lesions
過知覚膀胱症状	膀胱に関連した慢性の骨盤部の疼痛，圧迫感または不快感で，尿意亢進や頻尿などの下部尿路症状を伴う
Hypersensitive bladder symptoms	Chronic pelvic pain, pressure, or discomfort perceived to be related to the urinary bladder accompanied by other urinary symptoms such as persistent urge to void or urinary frequency

保険制度とも矛盾がない。

　ハンナ病変のある患者は，その病態も治療反応性も異なることから，峻別すべきである。しかし，ハンナ病変のある患者に対する名称は様々である。AUAGL では特別な名称を設けず，ESSICGL では BPS type 3 とし，2007 年版 GL や東アジア GL では HIC とし，2018 年の ICI 報告では IC としている。これらの中では，HIC が最も誤解がないだろう。

　以上のような観点から，本 GL では対象患者の総称を「間質性膀胱炎・膀胱痛症候群」（IC/BPS）とした。そして，IC/BPS のうちハンナ病変のある患者を意味する場合は，ハンナ型間質性膀胱炎または間質性膀胱炎（ハンナ型）（HIC）を用い，病変のない患者を意味する場合は，膀胱痛症候群（BPS）を用いることとした。その定義の詳細は，**表3** のとおりである。2007 年版 GL との対比では，2007 年版 GL の HIC は本 GL の HIC に相当し，2007 年版 GL の NHIC は本 GL の BPS に含まれる。また，特有の症状を過知覚膀胱症状と称することも併せて推奨する。

　なお，点状出血または MBAD は診断指標から外したが，この所見はまったくの正常とも言い難く，今後の研究でその意義が明らかとなる可能性がある。

【脚注】
　1）ハンナ病変，ハンナ潰瘍
　　Hunner がこの病変を報告した際に潰瘍（Ulcer）と称したので[6]，潰瘍と称されてきた。潰瘍とは上皮の欠落だけでなく固有層の欠失を意味する。しかし，当該の病変は上皮の脱

落はあるものの，その下の組織が欠失しているわけではないので，病理学的な意味で潰瘍とは言えない。そこで，本 GL ではハンナ病変（Hunner lesion）と記述する。なお，Hunner's lesion と Hunner lesion でゆらぎがあるが，Hunner lesion で統一した。Hunner の日本語表記は「ハンナ」と「ハンナー」でゆらぎがあるが，「ハンナ」で統一した。

2）点状出血，拡張後粘膜出血（MBAD）

　IC/BPS 患者の一部では，膀胱水圧拡張前には特に異常を認めないものの，拡張後に膀胱内容液を排出すると，膀胱粘膜から膀胱腔内に垂れるように五月雨状の出血を生じることがある。この排液中の出血を拡張後粘膜出血（Mucosal bleeding after distension: MBAD）と称する。排液後に再び膀胱内容液を入れて観察すると，膀胱粘膜上に既に止血した出血点が点状に多数観察される。この排液後の再観察時にみられる出血点を，点状出血（Glomerulations）と称する。同じ現象を異なる時期に観察していると理解される。この所見は印象的であるが，正常者や IC/BPS 以外の患者でも観察される，程度と症状などとの関連性がないなどの理由から，臨床的な意義は乏しいとされている[5]。

参考文献

1) Hanno PM, Landis JR, Matthews-Cook Y, Kusek J, Nyberg L Jr. The diagnosis of interstitial cystitis revisited: lessons learned from the National Institutes of Health Interstitial Cystitis Database study. *J Urol* 1999; 161: 553–557

2) Simon LJ, Landis JR, Erickson DR, Nyberg LM. The Interstitial Cystitis Data Base Study: concepts and preliminary baseline descriptive statistics. *Urology* 1997; 49 (Suppl 5A): 64–75

3) Maeda D, Akiyama Y, Morikawa T, Kunita A, Ota Y, Katoh H, Niimi A, Nomiya A, Ishikawa S, Goto A, Igawa Y, Fukayama M, Homma Y. Hunner-type (classic) interstitial cystitis: a distinct inflammatory disorder characterized by pancystitis, with frequent expansion of clonal B-cells and epithelial denudation. *PLoS One* 2015; 10: e0143316

4) Akiyama Y, Maeda D, Katoh H, Morikawa T, Niimi A, Nomiya A, Sato Y, Kawai T, Goto A, Fujimura T, Fukuhara H, Nakagawa T, Igawa Y, Ishikawa S, Fukayama M, Kume H, Homma Y. Molecular taxonomy of interstitial cystitis/bladder pain syndrome based on whole transcriptome profiling by next-generation RNA sequencing of bladder mucosal biopsies. *J Urol* 2019. doi.org/10.1097/JU.0000000000000234 [Epub ahead of print]

5) Wennevik GE, Meijlink JM, Hanno P, Nordling J. The role of glomerulations in bladder pain syndrome: a review. *J Urol* 2016; 195: 19–25

6) Hunner GL. A rare type of bladder ulcer in women; report of cases. *Boston Med Surg J* 1915; 172: 660–664

2 診療のアルゴリズム

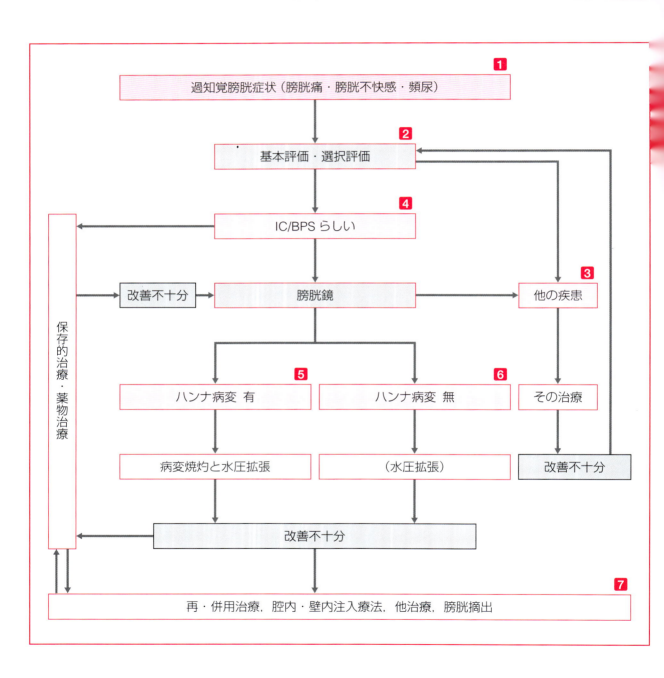

1 間質性膀胱炎・膀胱痛症候群（IC/BPS）の多くは，膀胱に関連する疼痛，圧迫感または不快感と尿意亢進や頻尿などの下部尿路症状（過知覚膀胱症状と総称）を訴えて受診する。症状には個人差が大きい。

2 評価には，必ず行うべき評価（基本評価）と症例を選択して行う評価（選択評価）がある。基本評価には，病歴や症状の聴取，問診票による症状と QOL の評価，身体所見，尿検査がある。選択評価には，排尿記録，尿細胞診，尿培養（一般細菌と結核菌），前立腺特異抗原（PSA）測定，残尿測定，尿流測定，他の尿流動態検査，画像検査などがある。

3 これらの検査で他の疾患と判断された場合は，その治療を行う。混同しうる疾患・状態としては，尿路結石，膀胱癌，前立腺癌，尿道癌，膀胱炎，前立腺炎，尿道炎，腟炎，神経因性膀胱，過活動膀胱，前立腺肥大症，尿道狭窄，尿道憩室，神経性頻尿，多尿などがありうる。これらの疾患と診断しても，その治療によって十分な改善が得られないときは，評価に戻って診断を再考する。

4 IC/BPS らしい場合は，膀胱鏡検査が勧められる。検査をすぐに施行できない場合，その必要がないと判断した場合は，対症的に侵襲性の低い治療（保存的治療・薬物治療など）を開始してもよい。

5 膀胱鏡検査でハンナ病変を確認した場合は，十分な麻酔下で膀胱鏡検査を行っていれば，引き続き水圧拡張と電気またはレーザーによる病変部の切除または凝固を行う。麻酔が十分でない場合は，後日に行う。

6 膀胱鏡検査でハンナ病変が確認できない場合は，十分な麻酔下で膀胱鏡検査を行っていれば，引き続き水圧拡張を行う。麻酔が十分でない場合は，侵襲度と効果から適応を勘案して後日に水圧拡張を行う。

7 治療効果が不十分な場合や症状が再発した場合は，保存的治療・薬物治療の再治療や併用治療を考慮する。追加治療としては，膀胱腔内注入療法，膀胱壁内注入療法，他治療・膀胱摘出を考慮する。膀胱摘出は最終的な手段である。

注）わが国で間質性膀胱炎に対し保険収載されている治療は，膀胱水圧拡張術だけである。

3 疫学

> **要約** IC/BPS に関する疫学調査は，対象の定義が様々である。その罹患率または示唆する状態の頻度は 0.01〜2.3% の範囲で，女性は男性の約 5 倍である。日本で治療中の患者数は約 4,500 人（0.004%：全人口の 10 万人あたり 4.5 人）と推定されている。

　1915 年に Hunner が膀胱痛などの症状と膀胱に潰瘍を有する症例を報告[1]したのが，IC の最初とされる。その潰瘍はハンナ潰瘍と呼ばれ，IC は稀で特殊な疾患という認識が定着した。しかし，ハンナ潰瘍（以下ハンナ病変）がなくても類似の症状を示す症例も多く観察されるようになった。また，他の疾患でも類似の症状を呈する場合がある。そのため，IC/BPS の疫学調査は，その対象が様々となった。すなわち，疑う症状のあるものすべて，他の疾患は除外されたもの，ハンナ病変もしくは点状出血のあるもの，ハンナ病変のあるものなど，である。以下でいう IC は，IC/BPS，IC/BPS の一部，HIC だけなどの意味がありうるので注意されたい。

　欧米における調査では，1975 年に Oravisto がフィンランドにおける IC の罹患率は人口 10 万対 10.1 人と報告している[2]。オランダにおいては，1995 年に Bade らが女性患者 10 万人に対して 6〜8 人と報告している[3]。しかし，2002 年に Leppilahti らが行った無作為抽出した 2,000 人に対するフィンランドのアンケート調査では，10 万人あたり 450 人の患者がいると推定され[4]，さらに Leppilahti らが 2005 年に臨床検査まで行った調査では，IC と確定診断できる症例が 10 万人あたり 300 人，多分そうである症例が 10 万人あたり 680 人に及ぶと推察している[5]。

　米国においては，1987 年に Held らがアンケート調査を行い，全米に少なくとも 43,500 人の IC 患者がおり，類似例を含めると 217,500 人の患者がいる可能性があると報告している[6]。Jones らの National Household Interview Survey に基づく報告では，全人口の 0.5% に IC の可能性があると報告している[7]。1999 年に Curhan らが女性看護師を対象としたアンケート調査を行い，10 万人あたり 52〜67 人の IC 患者がいると考えられ，従来の報告より 50% も多いと報告した[8]。さらに，Clemens らの患者のデータベースをもとにした研究では，女性では 10 万人あたり 197 人，男性で 10 万人あたり 41 人の患者がいると報告している[9]。RAND（Research ANd Development）の疫学研究では，女性の 2.70〜6.73% が高い特異度と感度で IC の症状基準を満たしていた[10]。

　アジア地域では，韓国の人口ベースの集団的研究で女性の IC の有病率は 0.26%，すなわち 10 万人あたり 26 人[11]，台湾においては 10 万人あたり 22 人（0.022%）であった[12]。わが国において 1998 年に Ito らが行った全国の主な 300 の病院を対象としたアンケート調査では，泌尿器科患者 10 万人に対し 2 人と極めて少なく[13]，IC の罹患率に

は欧米との間にかなりの開きがあるとみられていた。しかし，2002 年に行われた排尿に関する大規模な疫学調査[14] によると，膀胱痛が 1 日 1 回以上起こる頻度は 1.0% であった。この中に IC が相当数含まれている可能性がある。2013 年の調査では，わが国で治療中の IC 患者数は約 4,500 人（0.004%：全人口の 10 万人あたり 4.5 人）と推定されている[15]。

　以上，最近の報告を総合すると，IC の罹患率または IC を示唆する状態はおおよそ 0.01〜2.3% の範囲で，女性は男性の約 5 倍と想定される。

　なお，機能的身体症候群，神経系疾患，関節リウマチ，精神疾患，線維筋痛症，慢性疲労性症候群，過敏性腸症候群などとの関連が指摘されている[16-18]。

参考文献

1) Hunner GL. A rare type of bladder ulcer in women: report of cases. *Boston Med Surg J* 1915; 172: 660–664
2) Oravisto KJ. Epidemiology of interstitial cystitis. *Ann Chir Gynaecol Fenn* 1975; 64: 75–77
3) Bade JJ, Rijcken B, Mensink HJ. Interstitial cystitis in the Netherlands: prevalence, diagnostic criteria and therapeutic preferences. *J Urol* 1995; 154: 2035–2038
4) Leppilahti M, Tammela TL, Huhtala H, Auvinen A. Prevalence of symptoms related to interstitial cystitis in women: a population based study in Finland. *J Urol* 2002; 168: 139–143
5) Leppilahti M, Sairanen J, Tammela TL, Aaltomaa S, Lehtoranta K, Auvinen A; Finnish Interstitial Cystitis-Pelvic Pain Syndrome Study Group. Prevalence of clinically confirmed interstitial cystitis in women: a population based study in Finland. *J Urol* 2005; 174: 581–583
6) Held PJ, Hanno PM, Wein AJ, Pauly MV, Cann MA. Epidemiology of interstitial cystitis: 2. In: Hanno PM, Staskin DR, Krane RJ, Wein AJ eds. Interstitial Cystitis. New York, USA: Springer-Verlag, 1990; 29–48
7) Jones CA, Harris M, Nyberg L. Prevalence of interstitial cystitis in the United States. *J Urol* 1994; 151（Suppl）: 423A（abstr 781）
8) Curhan GC, Speizer FE, Hunter DJ, Curhan SG, Stampfer MJ. Epidemiology of interstitial cystitis: a population based study. *J Urol* 1999; 161: 549–552
9) Clemens JQ, Meenan RT, Rosetti MC, Gao SY, Calhoun EA. Prevalence and incidence of interstitial cystitis in a managed care population. *J Urol* 2005; 173: 98–102
10) Berry SH, Elliott MN, Suttorp M, Bogart LM, Stoto MA, Eggers P, Nyberg L, Clemens JQ. Prevalence of symptoms of bladder pain syndrome/interstitial cystitis among adult females in the United States. *J Urol* 2011; 186: 540–544
11) Choe JH. Son H, Song YS, Kim JC, Lee JZ, Lee KS. Prevalence of painful bladder syndrome/interstitial cystitis-like symptoms in women: a population-based study in Korea. *World J Urol* 2011; 29: 103–108
12) Lee, MH. Tsai WC. The epidemiologic status of interstitial cystitis and its associated factors of interstitial cystitis in Taiwan. *Int J Urol* 2010; 17（Suppl 1）: A378–A379（PP30–77）
13) Ito T, Miki M, Yamada T. Interstitial cystitis in Japan. *BJU Int* 2000; 86: 634–637
14) 本間之夫，柿崎秀宏，後藤百万，武井実根雄，山西友典，林 邦彦，排尿に関する疫学的研究委員会．排尿に関する疫学的研究．日排尿機能会誌 2003; 14: 266–277
15) Yamada Y, Nomiya A, Niimi A, Igawa Y, Ito T, Tomoe H, Takei M, Ueda T, Homma Y. A survey on clinical practice of interstitial cystitis in Japan. *Transl Androl Urol* 2015; 4: 486–490
16) Martínez-Martínez LA, Mora T, Vargas A, Fuentes-Iniestra M, Martínez-Lavín M. Sympathetic nervous system dysfunction in fibromyalgia, chronic fatigue syndrome, irritable bowel syndrome, and interstitial cystitis: a review of case-control studies. *J Clin Rheumatol* 2014; 20: 146–150
17) Keller JJ, Chen YK, Lin HC. Comorbidities of bladder pain syndrome/interstitial cystitis: a population-based study. *BJU Int* 2012; 110: E903–E909
18) Fan YH, Lin AT, Lu SH, Chuang YC, Chen KK. Non-bladder conditions in female Taiwanese patients with interstitial cystitis/hypersensitive bladder syndrome. *Int J Urol* 2014; 21: 805–809

病因・病態

要約 IC/BPSの病因・病態は不明である。仮説としては，尿路上皮機能不全，リンパ球・肥満細胞の活性化，免疫性炎症，神経原性炎症，侵害刺激受容機構の異常亢進，尿中毒性物質，微生物感染などがある。最近の検討では，HICとそれ以外では病態が大きく異なることが示唆されており，その両者を分けて診療・研究を行うべきである。

IC/BPSの病因・病態は解明されていない。以下にこれまで病因・病態として提唱されてきた仮説を紹介する。過去の研究の多くは，IC/BPSを一括して病因を探索していた。最近の検討では，HICのみで尿路上皮の剥離とリンパ球・形質細胞を主とした著明な炎症細胞浸潤や，浸潤リンパ球のクローナル増殖がみられる（5章「病理」p.18を参照）。今後は，HICとそれ以外を分けて病因・病態の検討を行う必要があろう。

1. 尿路上皮機能不全

膀胱尿路上皮の機能が様々な要因により損なわれてバリア機能が喪失した結果，尿中物質（カリウムなど）が膀胱上皮下組織へ浸透し，炎症や知覚神経刺激など種々の生理的反応を引き起こして症状がおこる，という仮説である。

HICでは尿路上皮が剥離しやすく，ハンナ病変では粘膜下層が露出している。病変の広がりと臨床症状との正の相関関係が認められること，病変部に対する治療（電気的焼灼術やステロイド注入）が奏効することからも，尿路上皮の機能不全がHICの病態形成に関与していることは確かであろう[1-3]。一方，HIC以外では尿路上皮は形態的には保全されており，他の病態が想定されている。

1）グリコサミノグリカン層（Glycosaminoglycan: GAG layer）異常

Parsonsらは，尿路上皮における化学的防御因子としての役割をもつGAG層の異常がICの病因であると提案してきた[4]。コンドロイチン硫酸，ヘパリン，ヒアルロン酸などのムコ多糖類やその類似物質であるペントサンなどの補充療法[5]の根拠は，この説に基づいている。

2）細胞間接着異常

NHICでは，E-カドヘリンやZO-1（zonula occludens-1）などのtight junction proteinの発現が減少し，尿路上皮の透過性が亢進していることが報告されている[6]。

3）上皮代謝障害

　IC では上皮成長因子や抗増殖因子の変動による増殖障害，アポトーシスの亢進など，上皮細胞の代謝障害による機能不全も示唆されている[7,8]。

4）尿路上皮に対する自己免疫

　IC に自己抗体を認める報告は多数あるが[9-12]，その多くは非特異的な抗核抗体であり，特異的な抗体は特定されていない[11]。しかし，他の自己免疫性疾患に併発する膀胱病変は HIC に類似しており[13,14]，抗体や補体の組織沈着も認められる[15,16]。また，HIC では，尿路上皮の剥離や上皮下の浸潤リンパ球クローナル増殖がみられる。これらの所見は，HIC の病態に尿路上皮に対する自己免疫学的機序が関与している可能性を示唆する。マウスでは，尿路上皮膜蛋白であるウロプラキンを抗原として感作させたモデルや，尿路上皮に ovalbumin が表出するように遺伝子改変したマウスに ovalbumin 特異的 T リンパ球を反応させるモデルが，ヒトの HIC に類似した組織炎症像および過知覚膀胱症状を呈する[17-19]。

2. 膀胱の炎症性変化
1）肥満細胞の活性化

　古くより肥満細胞の浸潤は，懐疑的な報告も散見されるなか，IC に特異的な所見とされてきた[20-29]。しかし，2000 年代以前に肥満細胞の組織学的同定に用いられていたギムザ染色，PAS 染色，トルイジンブルー染色，c-kit 免疫染色などは，いずれも肥満細胞に特異的な染色法ではない[21,26,27]。

　近年になり，特異的に肥満細胞を染色するヒトマストセルトリプターゼ抗体が開発されてからは[30]，特異性については否定的な報告が続いている[28,29]。同程度の炎症所見を呈する IC 以外の慢性膀胱炎と比較すると，HIC で肥満細胞数の有意な増加を認めなかった[29]。したがって，肥満細胞の浸潤が HIC に特異的とする説には疑問がある。ただし，炎症や線維化の進展において，肥満細胞が重要な役割を有していることは確かであろう（5 章「病理 3. IC/BPS における肥満細胞浸潤」p.20 と下記の 3）神経原性炎症も参照）。

2）免疫性炎症

　HIC では，抗体や補体の組織沈着[17,18]，CXCR3 ケモカインレセプターとそのリガンド（CXCL9，CXCL10，CXCL11）の上昇[31,32]，リンパ球浸潤とそのクローナル増殖[33]が認められる。リンパ球のクローナル増殖は，T 細胞系にも認められる[34]。これらの所見は NHIC ではみられない。この免疫性炎症が，膀胱組織などに対する自己免疫反応か，外来抗原に対する免疫反応なのか，リンパ球の腫瘍性増殖なのかは不明である。このリンパ球増多・活性化の原因が分かれば HIC の病態が明らかとなるかもしれない。

3）神経原性炎症

　神経・化学伝達物質により知覚神経刺激や間質の炎症性変化（線維化・浮腫など）が亢進されるとする説である。肥満細胞内顆粒であるヒスタミン，セロトニン，トリプターゼ，腫瘍壊死因子（TNF-α）や神経成長因子（NGF）などが脱顆粒により細胞外へ放出されると，周辺の知覚神経が刺激され，知覚神経はサブスタンス P や calcitonin gene-related peptide（CGRP）などの神経ペプチドを放出する[35-38]。これに肥満細胞刺激が活性化され，さらに脱顆粒を起こす[39-41]（nerve-mast cell interaction）[42,43]。ヒスタミンやキチナーゼ様蛋白質（YKL-40）は浮腫や線維化を促進する[44]。持続的な知覚神経刺激は神経の可塑性を変化させ，後根神経節や脊髄における central nerve sensitization をもたらし，症状を持続させる[45]。

　しかし，最近の研究では，肥満細胞数は対照群と変わらず[28,29]，肥満細胞の活性化（脱顆粒）も過活動膀胱・腹圧性尿失禁と変わらなかった[6,28]。肥満細胞の関与は二次的なものなのであろう。

3. 侵害刺激受容機構の異常亢進

　HIC の膀胱組織では，NGF，TRP チャネルや ATP などの発現亢進がみられる[46,47]。この侵害刺激に対する過剰な反応が症状を形成している可能性が高い。この過剰反応は，炎症反応や尿路上皮機能不全などによって誘発されたのかもしれない。

　一方 NHIC では，炎症所見が乏しいにもかかわらず，HIC と同様の症状を呈する。また，線維筋痛症や過敏性腸症候群などの機能性身体症候群や，不安・抑うつ，身体症状および関連障害などの精神的疾患を合併しやすい[48,49]。NHIC では膀胱特異的ではない何らかの神経伝達機構や知覚処理プロセスの異常が，末梢から中枢のどこかのレベルで関与しているのかもしれない[43,50,51]。

4. 尿中毒性物質

　尿中の毒性物質によって尿路上皮が直接的に攻撃され損傷するという説である。低分子の熱に弱いカチオン性尿成分に尿路上皮傷害作用があるともされる[52]。麻酔薬であるケタミンによって，HIC と非常に類似した臨床像を呈する膀胱炎が生じうるが，これはケタミンの代謝物質であるヒドロキノンによる直接的な尿路上皮傷害がその病因の一つと考えられている[53]。

　古くより特定の飲食物と症状との関連性が指摘されており，摂取した食物中の物質や尿中代謝物が，何らかの機序で侵害刺激となっている可能性は高い（8章「保存的治療 4. 食事療法」p.39 参照）。

5. 微生物感染

　微生物感染の関与は，尿培養や PCR 法・次世代シーケンシングなどによる DNA 検索で特定の細菌が検出されず[54-57]，抗菌薬が無効であることから，否定的であった[58]。しかし，女性の IC 患者では健常女性より尿培養が高率に陽性で[54,56]，尿中細菌フロー

ラの多様性が低下しており[59,60]，HIC で EB ウイルス感染が高率であることなどから[61]，微生物感染が炎症の引き金となっている可能性は否定できない[62]。

参考文献

1) Akiyama Y, Niimi A, Nomiya A, Yamada Y, Nakagawa T, Fujimura T, Fukuhara H, Kume H, Igawa Y, Homma Y. Extent of Hunner lesions: The relationships with symptom severity and clinical parameters in Hunner type interstitial cystitis patients. *Neurourol Urodyn* 2018; 37: 1441–1447

2) Hillelsohn JH, Rais-Bahrami S, Friedlander JI, Okhunov Z, Kashan M, Rosen L, Moldwin RM. Fulguration for Hunner ulcers: long-term clinical outcomes. *J Urol* 2012; 188: 2238–2241

3) Cox M, Klutke JJ, Klutke CG. Assessment of patient outcomes following submucosal injection of triamcinolone for treatment of Hunner's ulcer subtype interstitial cystitis. *Can J Urol* 2009; 16: 4536–4540

4) Parsons CL, Lilly JD, Stein P. Epithelial dysfunction in nonbacterial cystitis (interstitial cystitis). *J Urol* 1991; 145: 732–735

5) Hurst RE, Moldwin RM, Mulholland SG. Bladder defense molecules, urothelial differentiation, urinary biomarkers, and interstitial cystitis. *Urology* 2007; 69 (4 Suppl): 17–23

6) Liu HT, Shie JH, Chen SH, Wang YS, Kuo HC. Differences in mast cell infiltration, E-cadherin, and zonula occludens-1 expression between patients with overactive bladder and interstitial cystitis/bladder pain syndrome. *Urology* 2012; 80: 225.e13–225.e18

7) Keay S, Kleinberg M, Zhang CO, Hise MK, Warren JW. Bladder epithelial cells from patients with interstitial cystitis produce an inhibitor of heparin-binding epidermal growth factor-like growth factor production. *J Urol* 2000; 164: 2112–2118

8) Keay S, Seillier-Moiseiwitsch F, Zhang CO, Chai TC, Zhang J. Changes in human bladder epithelial cell gene expression associated with interstitial cystitis or antiproliferative factor treatment. *Physiol Genomics* 2003; 14: 107–115

9) Oravisto KJ. Interstitial cystitis as an autoimmune disease. A review. *Eur Urol* 1980; 6: 10–13

10) Silk MR. Bladder antibodies in interstitial cystitis. *J Urol* 1970; 103: 307–309

11) Jokinen EJ, Alfthan OS, Oravisto KJ. Antitissue antibodies in interstitial cystitis. *Clin Exp Immunol* 1972; 11: 333–339

12) Anderson JB, Parivar F, Lee G, Wallington TB, MacIver AG, Bradbrook RA, Gingell JC. The enigma of interstitial cystitis—an autoimmune disease? *Br J Urol* 1989; 63: 58–63

13) Haarala M, Alanen A, Hietarinta M, Kiilholma P. Lower urinary tract symptoms in patients with Sjögren's syndrome and systemic lupus erythematosus. *Int Urogynecol J Pelvic Floor Dysfunct* 2000; 11: 84–86

14) Leppilahti M, Tammela TL, Huhtala H, Kiilholma P, Leppilahti K, Auvinen A. Interstitial cystitis-like urinary symptoms among patients with Sjögren's syndrome: a population-based study in Finland. *Am J Med* 2003; 115: 62–65

15) Boye E, Morse M, Huttner I, Erlanger BF, MacKinnon KJ, Klassen J. Immune complex-mediated interstitial cystitis as a major manifestation of systemic lupus erythematosus. *Clin Immunol Immunopathol* 1979; 13: 67–76

16) Mattila J, Linder E. Immunoglobulin deposits in bladder epithelium and vessels in interstitial cystitis: possible relationship to circulating anti-intermediate filament autoantibodies. *Clin Immunol Immunopathol* 1984; 32: 81–89

17) Altuntas CZ, Daneshgari F, Sakalar C, Goksoy E, Gulen MF, Kavran M, Qin J, Li X, Tuohy VK. Autoimmunity to uroplakin II causes cystitis in mice: a novel model of interstitial cystitis. *Eur Urol* 2012; 61: 193–200

18) Izgi K, Altuntas CZ, Bicer F, Ozer A, Sakalar C, Li X, Tuohy VK, Daneshgari F. Uroplakin peptide-specific autoimmunity initiates interstitial cystitis/painful bladder syndrome in mice. *PLoS One* 2013; 8: e72067

19) Liu W, Evanoff DP, Chen X, Luo Y. Urinary bladder epithelium antigen induces CD8$^+$ T cell tolerance, activation, and autoimmune response. *J Immunol* 2007; 178: 539–546

20) Kastrup J, Hald T, Larsen S, Nielsen VG. Histamine content and mast cell count of detrusor muscle in patients with interstitial cystitis and other types of chronic cystitis. *Br J Urol* 1983; 55: 495–500

21) Aldenborg F, Fall M, Enerbäck L. Proliferation and transepithelial migration of mucosal mast cells in interstitial cystitis. *Immunology* 1986; 58: 411–416

22) Lynes WL, Flynn SD, Shortliffe LD, Lemmers M, Zipser R, Roberts LJ 2nd, Stamey TA. Mast cell involve-

ment in interstitial cystitis. *J Urol* 1987; 138: 746–752

23) Christmas TJ, Rode J. Characteristics of mast cells in normal bladder, bacterial cystitis and interstitial cystitis. *Br J Urol* 1991; 68: 473–478

24) Theoharides TC, Sant GR, el-Mansoury M, Letourneau R, Ucci AA Jr, Meares EM Jr. Activation of bladder mast cells in interstitial cystitis: a light and electron microscopic study. *J Urol* 1995; 153: 629–636

25) Dundore PA, Schwartz AM, Semerjian H. Mast cell counts are not useful in the diagnosis of nonulcerative interstitial cystitis. *J Urol* 1996; 155: 885–887

26) Peeker R, Enerbäck L, Fall M, Aldenborg F. Recruitment, distribution and phenotypes of mast cells in interstitial cystitis. *J Urol* 2000; 163: 1009–1015

27) Yamada T, Murayama T, Mita H, Akiyama K. Subtypes of bladder mast cells in interstitial cystitis. *Int J Urol* 2000; 7: 292–297

28) Gamper M, Regauer S, Welter J, Eberhard J, Viereck V. Are mast cells still good biomarkers for bladder pain syndrome/interstitial cystitis? *J Urol* 2015; 193: 1994–2000

29) Akiyama Y, Maeda D, Morikawa T, Niimi A, Nomiya A, Yamada Y, Igawa Y, Goto A, Fukayama M, Homma Y. Digital quantitative analysis of mast cell infiltration in interstitial cystitis. *Neurourol Urodyn* 2018; 37: 650–657

30) Larsen MS, Mortensen S, Nordling J, Horn T. Quantifying mast cells in bladder pain syndrome by immunohistochemical analysis. *BJU Int* 2008; 102: 204–207

31) Ogawa T, Homma T, Igawa Y, Seki S, Ishizuka O, Imamura T, Akahane S, Homma Y, Nishizawa O. CXCR3 binding chemokine and TNFSF14 over expression in bladder urothelium of patients with ulcerative interstitial cystitis. *J Urol* 2010; 183: 1206–1212

32) Akiyama Y, Morikawa T, Maeda D, Shintani Y, Niimi A, Nomiya A, Nakayama A, Igawa Y, Fukayama M, Homma Y. Increased CXCR3 expression of infiltrating plasma cells in Hunner type interstitial cystitis. *Sci Rep* 2016; 6: 28652

33) Maeda D, Akiyama Y, Morikawa T, Kunita A, Ota Y, Katoh H, Niimi A, Nomiya A, Ishikawa S, Goto A, Igawa Y, Fukayama M, Homma Y. Hunner-type (classic) interstitial cystitis: A distinct inflammatory disorder characterized by pancystitis, with frequent expansion of clonal B-cells and epithelial denudation. *PLoS One* 2015; 10: e0143316

34) Akiyama Y, Maeda D, Katoh H, Morikawa T, Niimi A, Nomiya A, Yamada Y, Igawa Y, Ishikawa S, Goto A, Fukayama M, Homma Y. High-throughput sequencing-based immune repertoire and microbial analyses for the Hunner type interstitial cystitis bladder. AOP07–05, JUA Annual Meeting Award Contest Poster 7. 第105回日本泌尿器科学会総会; 2016 年 4 月 21 日; 鹿児島; 2016

35) Frieling T, Cooke HJ, Wood JD. Serotonin receptors on submucous neurons in guinea pig colon. *Am J Physiol* 1991; 261: G1017- G1023

36) Frieling T, Cooke HJ, Wood JD. Histamine receptors on submucous neurons in guinea pig colon. *Am J Physiol* 1993; 264: G74-G80

37) Leon A, Buriani A, Dal Toso R, Fabris M, Romanello S, Aloe L, Levi-Montalcini R. Mast cells synthesize, store, and release nerve growth factor. *Proc Natl Acad Sci USA* 1994; 91: 3739–3743

38) van Houwelingen AH, Kool M, de Jager SC, Redegeld FA, van Heuven-Nolsen D, Kraneveld AD, Nijkamp FP. Mast cell-derived TNF-alpha primes sensory nerve endings in a pulmonary hypersensitivity reaction. *J Immunol* 2002; 168: 5297–5302

39) Krumins SA, Broomfield CA. C-terminal substance P fragments elicit histamine release from a murine mast cell line. *Neuropeptides* 1993; 24: 5–10

40) van der Kleij HP, Ma D, Redegeld FA, Kraneveld AD, Nijkamp FP, Bienenstock J. Functional expression of neurokinin 1 receptors on mast cells induced by IL-4 and stem cell factor. *J Immunol* 2003; 171: 2074–2079

41) De Jonge F, De Laet A, Van Nassauw L, Brown JK, Miller HR, van Bogaert PP, Timmermans JP, Kroese AB. In vitro activation of murine DRG neurons by CGRP-mediated mucosal mast cell degranulation. *Am J Physiol Gastrointest Liver Physiol* 2004; 287: G178-G191

42) Dimitriadou V, Buzzi MG, Moskowitz MA, Theoharides TC. Trigeminal sensory fiber stimulation induces morphological changes reflecting secretion in rat dura mater mast cells. *Neuroscience* 1991; 44: 97–112

43) Ito A, Hagiyama M, Oonuma J. Nerve-mast cell and smooth muscle-mast cell interaction mediated by cell adhesion molecule-1, CADM1. *J Smooth Muscle Res* 2008; 44: 83–93

44) Richter B, Roslind A, Hesse U, Nordling J, Johansen JS, Horn T, Hansen AB. YKL-40 and mast cells are associated with detrusor fibrosis in patients diagnosed with bladder pain syndrome/interstitial cystitis according

to the 2008 criteria of the European Society for the Study of Interstitial Cystitis. *Histopathology* 2010; 57: 371–383

45) Steers WD, Tuttle JB. Mechanisms of disease: the role of nerve growth factor in the pathophysiology of bladder disorders. *Nat Clin Pract Urol* 2006; 3: 101–110

46) Homma Y, Nomiya A, Tagaya M, Oyama T, Takagaki K, Nishimatsu H, Igawa Y. Increased mRNA expression of genes involved in pronociceptive inflammatory reactions in bladder tissue of interstitial cystitis. *J Urol* 2013; 190: 1925–1931

47) Sun Y, Chai TC. Augmented extracellular ATP signaling in bladder urothelial cells from patients with interstitial cystitis. *Am J Physiol Cell Physiol* 2006; 290: C27-C34

48) Warren JW. Bladder pain syndrome/interstitial cystitis as a functional somatic syndrome. *J Psychosom Res* 2014; 77: 510–515

49) Chen IC, Lee M, Wu SL, Lin HH, Chang KM, Lin H. Somatic symptoms are sensitive in predicting interstitial cystitis/bladder pain syndrome. *Int J Psychiatry Med* 2017; 52: 48–61

50) Theoharides TC, Pang X, Letourneau R, Sant GR. Interstitial cystitis: a neuroimmunoendocrine disorder. *Ann N Y Acad Sci* 1998; 840: 619–634

51) Elbadawi AE, Light JK. Distinctive ultrastructural pathology of nonulcerative interstitial cystitis: new observations and their potential significance in pathogenesis. *Urol Int* 1996; 56: 137–162

52) Parsons CL, Bautista SL, Stein PC, Zupkas P. Cyto-injury factors in urine: a possible mechanism for the development of interstitial cystitis. *J Urol* 2000; 164: 1381–1384

53) Jhang JF, Hsu YH, Kuo HC. Possible pathophysiology of ketamine-related cystitis and associated treatment strategies. *Int J Urol* 2015; 22: 816–825

54) Keay S, Schwalbe RS, Trifillis AL, Lovchik JC, Jacobs S, Warren JW. A prospective study of microorganisms in urine and bladder biopsies from interstitial cystitis patients and controls. *Urology* 1995; 45: 223–229

55) Keay S, Zhang CO, Baldwin BR, Jacobs SC, Warren JW. Polymerase chain reaction amplification of bacterial 16S rRNA genes in interstitial cystitis and control patient bladder biopsies. *J Urol* 1998; 159: 280–283

56) Haarala M, Kiilholma P, Lehtonen OP. Urinary bacterial flora of women with urethral syndrome and interstitial cystitis. *Gynecol Obstet Invest* 1999; 47: 42–44

57) Al-Hadithi HN, Williams H, Hart CA, Frazer M, Adams EJ, Richmond DH, Tincello DG. Absence of bacterial and viral DNA in bladder biopsies from patients with interstitial cystitis/chronic pelvic pain syndrome. *J Urol* 2005; 174: 151–154

58) Hanno PM. Diagnosis of interstitial cystitis. *Urol Clin North Am* 1994; 21: 63–66

59) Siddiqui H, Lagesen K, Nederbragt AJ, Jeansson SL, Jakobsen KS. Alterations of microbiota in urine from women with interstitial cystitis. *BMC Microbiol* 2012; 12: 205

60) Abernethy MG, Rosenfeld A, White JR, Mueller MG, Lewicky-Gaupp C, Kenton K. Urinary microbiome and cytokine levels in women with interstitial cystitis. *Obstet Gynecol* 2017; 129: 500–506

61) Jhang JF, Hsu YH, Peng CW, Jiang YH, Ho HC, Kuo HC. Epstein-Barr virus as a potential etiology of persistent bladder inflammation in human interstitial cystitis/bladder pain syndrome. *J Urol* 2018; 200: 590–596

62) Warren JW, Brown V, Jacobs S, Horne L, Langenberg P, Greenberg P. Urinary tract infection and inflammation at onset of interstitial cystitis/painful bladder syndrome. *Urology* 2008; 71: 1085–1090

5 病理

> **要約** 近年の研究により IC/BPS の病理組織像の特徴が明らかになった。HIC では高頻度に慢性炎症所見と上皮剥離が確認される一方，HIC 以外の IC/BPS は炎症所見に乏しい。IC/BPS の診断に組織検査は必須ではないものの，HIC とそれ以外の鑑別診断や病態の把握には重要である。症例の蓄積や詳細な病理組織学的検討で，新知見が得られる可能性が高い。

　従来，IC/BPS の組織所見は非特異的で，膀胱生検は IC/BPS の診断に必須の検査ではないとされてきた[1-4]。しかし，近年の研究で，HIC とそれ以外で大きな組織像の違いがあることが明らかになってきている[5]。IC/BPS の病理組織像で最も重要なのは，「HIC ではほぼ必ず慢性炎症所見が認められるのに対して，HIC 以外の大多数では有意な炎症所見がみられない」点である。正常膀胱粘膜でも少数のリンパ球が散在性に存在するのが常であり，まったく炎症細胞浸潤が存在しないということはない。したがって，「有意に炎症細胞浸潤数が増えているか否か」という観点からの評価が肝要となる。なお，過去の IC/BPS に関する病理組織学的検討の多くは，HIC とそれ以外の区別を厳密に行わずに施行されており，それが結果の不均一性につながっている。

　IC/BPS の診断や HIC かそれ以外かの鑑別は，臨床所見と膀胱鏡所見でなされるのが前提だが，膀胱鏡所見のみで区別が困難な場合や非典型的な症例においては，組織所見が参考となるであろう。また，生検による組織所見の評価は IC/BPS の病態を把握する上でも，学術的な意義があると考えられる。

　本ガイドラインでは，HIC とそれ以外を区別し病理組織所見を記載し，肥満細胞浸潤の意義についても概説する。

1. HIC の病理組織像 （図 1〜4，表 4）〔図譜 p.xv 参照〕

　HIC では，ハンナ病変部のみならず，非ハンナ病変部の粘膜にも炎症細胞浸潤がみられる。すなわち，pancystitis がその本態である。炎症細胞浸潤は主に粘膜上皮下にみられ，リンパ球，形質細胞がその多くを占める。症例によっては形質細胞の浸潤が顕著である。少数の好酸球，好中球を混じることもあるが，感染を示唆するような好中球優位の炎症所見はみられない。なお，約 4 割の症例においてリンパ濾胞・リンパ球集簇巣が確認される[5]。

　炎症細胞浸潤と並んで重要な所見は上皮剥離である。HIC では上皮の菲薄化，完全な消失が高頻度に認められる。一定の厚みをもった上皮片が離解し，剥がれ落ちつつある所見が確認されることがある。これらは検体採取時や標本作成時のアーティファクトに

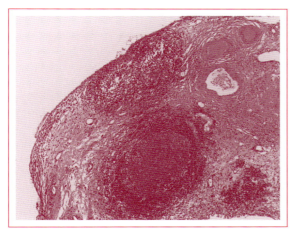
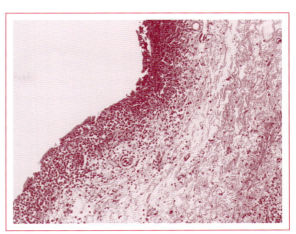

図1 HICでは上皮下間質に密な炎症細胞浸潤がみられ，リンパ濾胞形成もしばしば確認される〔→図譜 p.xv 1〕

図2 HICにおける上皮直下の帯状の炎症細胞浸潤〔→図譜 p.xv 2〕

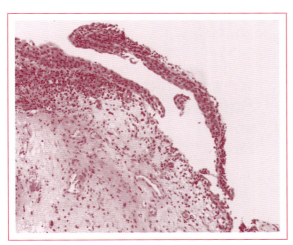
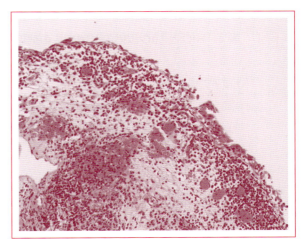

図3 HICにおける上皮剥離。基底部から層状に上皮が剥がれている〔→図譜 p.xv 3〕

図4 HICではリンパ球とともに多数の形質細胞の浸潤が確認される。小血管の増生あり。表層の上皮は剥離し，基底部の変性した上皮細胞が散在性にみられるのみとなっている〔→図譜 p.xv 4〕

よる粘膜上皮表層の細胞の消失とは区別される。上皮剥離はハンナ病変部，ハンナ病変部以外のいずれにもみられるが，ハンナ病変部においてやや強い傾向がある[5]。なお，炎症や上皮剥離に伴って，小血管の増生，線維化，出血，フィブリンの析出といった変化がしばしば生じる[6]。

2. HIC以外のIC/BPSの病理組織像 (図5，6，表4)〔図譜 p.xvi 参照〕

　HIC以外のIC/BPSでは，有意な炎症所見がみられないことがほとんどで，上皮もよく保たれているのが一般的である。生検検体においては，正常膀胱と区別が困難なものが大多数を占める。ただし，一部の症例では，上皮下間質の線維化が認められる。

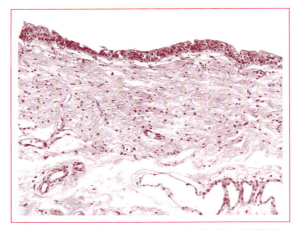 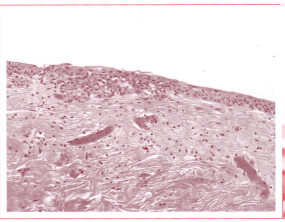

図5 HIC 以外の IC/BPS では有意な組織学的変化がみられないことが多い。上皮下間質の炎症は目立たない〔→図譜 p.xvi 5〕

図6 HIC 以外の IC/BPS では上皮が全層性に保たれている〔→図譜 p.xvi 6〕

表4 HIC と HIC 以外の IC/BPS の病理組織像

	HIC	HIC 以外の IC/BPS
上皮下の慢性炎症	あり	なし，またはごく軽微
炎症細胞の種類	形質細胞が目立つ症例が多い	ごく軽微な炎症があった場合でも形質細胞は目立たない
リンパ濾胞形成	しばしば	極めて稀
尿路上皮	剥離が目立つ	全層で保たれていることが多い

3. IC/BPS における肥満細胞浸潤

　IC/BPS における肥満細胞浸潤の意義については現段階で議論が続いており，明確な結論に至っていない。古くから IC では「肥満細胞浸潤が目立つ」ことが組織学的特徴の一つとされてきた。しかし，IC の病理組織における肥満細胞数カウントの診断的意義については否定的な意見もあり，錯綜してきた[7-21]。

　その背景には，HIC とそれ以外を明確に区別して検討した研究が少ないこと，肥満細胞を同定する際に様々な染色方法が採用されていたこと，従来の肥満細胞数カウントが目測による不正確なものであったこと，背景の慢性炎症の程度で補正した研究がなかったこと，などが理由としてあげられる。一部の研究者は固有筋層の肥満細胞浸潤が重要な所見だと主張している。しかし，生検で十分量の固有筋層を採取すること自体が困難であり，質的診断につなげることは難しいと言わざるをえない。

　したがって，本ガイドラインでは肥満細胞数の計測はあくまでも参考値として扱うことを推奨する。

参考文献

1）Messing EM, Stamey TA. Interstitial cystitis: early diagnosis, pathology, and treatment. *Urology* 1978; 12: 381–392

2）Mattila J. Vascular immunopathology in interstitial cystitis. *Clin Immunol Immunopathol* 1982; 23: 648–655

3）Gillespie L, Said J, Sostrin S, Kleiwer K. Immunofluorescent and histochemical staining confirm the identification of the many diseases called interstitial cystitis. *Br J Urol* 1990; 66: 265–273

4）Lynes WL, Flynn SD, Shortliffe LD, Stamey TA. The histology of interstitial cystitis. *Am J Surg Pathol* 1990; 14: 969–976

5）Maeda D, Akiyama Y, Morikawa T, Kunita A, Ota Y, Katoh H, Niimi A, Nomiya A. Ishikawa S, Goto A, Igawa Y, Fukayama M, Homma Y. Hunner-type (classic) interstitial cystitis: a distinct inflammatory disorder characterized by pancystitis, with frequent expansion of clonal B-cells and epithelial denudation. *PLoS One* 2015; 10: e0143316

6）Akiyama Y, Homma Y, Maeda D. Pathology and terminology of interstitial cystitis/bladder pain syndrome: a review. *Histol Histopathol* 2019; 34: 25–32

7）Logadottir Y, Delbro D, Fall M, Gjertsson I, Jirholt P, Lindholm C, Peeker R. Cytokine expression in patients with bladder pain syndrome/interstitial cystitis ESSIC type 3C. *J Urol* 2014; 192: 1564–1568

8）Yamada T, Murayama T, Mita H, Akiyama K. Subtypes of bladder mast cells in interstitial cystitis. *Int J Urol* 2000; 7: 292–297

9）Peeker R, Enerbäck L, Fall M, Aldenborg F. Recruitment, distribution and phenotypes of mast cells in interstitial cystitis. *J Urol* 2000; 163: 1009–1015

10）Theoharides TC, Sant GR, el-Mansoury M, Letourneau R, Ucci AA Jr, Meares EM Jr. Activation of bladder mast cells in interstitial cystitis: a light and electron microscopic study. *J Urol* 1995; 153: 629–636

11）Christmas TJ, Rode J. Characteristics of mast cells in normal bladder, bacterial cystitis and interstitial cystitis. *Br J Urol* 1991; 68: 473–478

12）Johansson SL, Fall M. Clinical features and spectrum of light microscopic changes in interstitial cystitis. *J Urol* 1990; 143: 1118–1124

13）Feltis JT, Perez-Marrero R, Emerson LE. Increased mast cells of the bladder in suspected cases of interstitial cystitis: a possible disease marker. *J Urol* 1987; 138: 42–43

14）Lynes WL, Flynn SD, Shortliffe LD, Lemmers M, Zipser R, Roberts LJ 2nd, Stamey TA. Mast cell involvement in interstitial cystitis. *J Urol* 1987; 138: 746–752

15）Aldenborg F, Fall M, Enerbäck L. Proliferation and transepithelial migration of mucosal mast cells in interstitial cystitis. *Immunology* 1986; 58: 411–416

16）Kastrup J, Hald T, Larsen S, Nielsen VG. Histamine content and mast cell count of detrusor muscle in patients with interstitial cystitis and other types of chronic cystitis. *Br J Urol* 1983; 55: 495–500

17）Larsen S, Thompson SA, Hald T, Barnard RJ, Gilpin CJ, Dixon JS, Gosling JA. Mast cells in interstitial cystitis. *Br J Urol* 1982; 54: 283–286

18）Gamper M, Regauer S, Welter J, Eberhard J, Viereck V. Are mast cells still good biomarkers for bladder pain syndrome/interstitial cystitis? *J Urol* 2015; 193: 1994–2000

19）Liu HT, Shie JH, Chen SH, Wang YS, Kuo HC. Differences in mast cell infiltration, E-cadherin, and zonula occludens-1 expression between patients with overactive bladder and interstitial cystitis/bladder pain syndrome. *Urology* 2012; 80: 225.e13–225.e18

20）Dundore PA, Schwartz AM, Semerjian H. Mast cell counts are not useful in the diagnosis of nonulcerative interstitial cystitis. *J Urol* 1996; 155: 885–887

21）Akiyama Y, Maeda D, Morikawa T, Niimi A, Nomiya A, Yamada Y, Igawa Y, Goto A, Fukayama M, Homma Y. Digital quantitative analysis of mast cell infiltration in interstitial cystitis. *Neurourol Urodyn* 2018; 37: 650–657

6 診断

> **要約** IC/BPS は「膀胱に関連する慢性の骨盤部の疼痛，圧迫感または不快感があり，尿意亢進や頻尿などの下部尿路症状を伴い，混同しうる疾患がない状態」である。その診断は主に，症状の把握と混同しうる疾患の除外で行う。症状把握には問診票が勧められる。除外診断は，特に悪性腫瘍に配慮しつつ各種検査を組み合わせて行う。治療にあたっては，内視鏡検査によるハンナ病変の有無の確認が重要である。生検標本の病理検査もハンナ病変確認の補助手段となる。

2007 年版 GL は IC を対象とした GL で，IC を「膀胱の非特異的な慢性炎症を伴い，頻尿・尿意亢進・尿意切迫感・膀胱痛などの症状を呈する疾患」とし，ハンナ病変があれば HIC，ハンナ病変がなくとも点状出血があれば NHIC と分類した。2019 年版 GL では，IC/BPS を上記のように定め（簡便には，膀胱痛・頻尿などの症状があるが他の疾患はない状態），ハンナ病変のある IC/BPS を HIC とするが，NHIC の分類は設けない。

1. 症状

1) 下部尿路症状

IC/BPS の下部尿路症状は，「膀胱に関連する慢性の骨盤部の疼痛，圧迫感または不快感で，尿意亢進や頻尿などの下部尿路症状を伴う」。これを過知覚膀胱症状（hypersensitive bladder symptoms）と総称する。疼痛などが膀胱に由来するのかどうか曖昧なことがあるので，「膀胱に関連する（perceived to be related to the urinary bladder）」，「骨盤部の（pelvic）」と表現している。「慢性の（chronic）」に特定の期間設定はない。随伴する下部尿路症状としては，頻尿（夜間頻尿も含む）や尿意亢進（persistent urge to void）が多い。尿意切迫感，残尿感，排尿困難も少なくない。疼痛や不快感は排尿後に軽減・消失することが多い。これらの症状は，膀胱の知覚が亢進した状態を反映していると考えられる[1-3]。

膀胱痛，特に充満時の膀胱痛が典型的な症状としてあげられる。しかし，膀胱痛のない症例も少なくない[4-7]。過活動膀胱と症状が類似するが，単純化すれば，尿を我慢すると過活動膀胱では尿が漏れる・漏れそうになるが，IC/BPS では不快感や痛みが生じる・生じそうになる[8,9]。膀胱痛は HIC でやや重症である[10]。頻尿が多いのは，膀胱容量の減少だけではなく，疼痛を回避するために頻回に排尿しているからかもしれない。

2) その他の症状

下部尿路症状以外の症状には，下腹部・骨盤部・会陰部・尿道の痛みや不快感，性交痛，腰痛などがある。米国の研究では，痛みの局在として下腹部 80%，尿道 74%，腰

部 66%，腟部（女性）52%，会陰部（男性）47%，直腸 25%，その他 28% と報告されている[11]。

3）症状の経過

症状は一定しておらず，寛解や増悪を繰り返す。食事や環境，精神的ストレスなどの影響を受けやすい[12]。長い経過のなかでは，悪化もしくは軽快をみる。他の疾患が合併すると，症状が捉えにくくなる。

4）症状に影響する因子

症状の悪化因子として，胡椒・唐辛子などの香辛料や果物などカリウムを多く含むものの摂取，精神的ストレスなどが指摘されている[11]。尿の濃縮，尿を我慢した後（過度の膀胱充満）なども悪化の要因となる。逆に，水分摂取による尿の希釈で症状は改善することがある[13]。

5）症状の評価

汎用されているのは O'Leary & Sant による症状スコアと問題スコア（Interstitial Cystitis Symptom Index and Problem Index: ICSI, ICPI）[14]で，日本語版の妥当性も検証されている（**表5**）。痛みに関する質問が多い PUF 症状スコア（Pelvic Pain and Urgency/Frequency Symptom Score）もあり[15]，日本語訳の試案（**表6**）がある。他に BPIC-SS（Bladder Pain/Interstitial Cystitis Symptom Score）もある（日本語訳はない）[16]。なお，これらの症状スコアは IC/BPS の症状の評価尺度であって，他疾患との鑑別に用いるものではない。

2. QOL

IC/BPS では，過知覚膀胱症状により生活に多大な支障を生じるが，疾患特異的な QOL スコアはない。Short Form-36（SF-36）による全般的な生活の質（QOL）の評価では，多くの領域で QOL の低下がみられる[17]。わが国の調査でも，SF-36 とキング健康調査票（KHQ）で，尿失禁患者や他の慢性疾患と比べて多くの領域で QOL の低下がみられる[18]。

3. 病歴

前医で異常なし・精神的な問題といわれた，過活動膀胱治療が無効，尿を我慢した後で症状が悪化する，などの病歴には IC/BPS を疑う[8]。比較的頻度の高い合併疾患としては，シェーグレン症候群，他の膠原病，過敏性腸症候群，線維筋痛症などが知られている[19]。

4. 検査
1）身体所見

特徴的な所見は少ない。膀胱部に圧痛を認めることがある。

間質性膀胱炎・膀胱痛症候群診療ガイドライン

表5　IC/BPS の症状と問題に関する質問

下の質問は，あなたが間質性膀胱炎かどうか参考にするためのものです。
最もあてはまる回答の数字に○を付け，その数字の合計を一番下に書いて下さい。

間質性膀胱炎　症状スコア	間質性膀胱炎　問題スコア
この 1 か月の間についてお答え下さい	この 1 か月の間では，以下のことでどれくらい困っていますか
質問 1. 急に我慢できなくなって尿をすることが，どれくらいの割合でありましたか	質問 1. 起きている間に何度も尿をすること
0　全くない 1　5 回に 1 回の割合より少ない 2　2 回に 1 回の割合より少ない 3　2 回に 1 回の割合くらい 4　2 回に 1 回の割合より多い 5　ほとんどいつも	0　困っていない 1　ほんの少し困っている 2　少し困っている 3　困っている 4　ひどく困っている
質問 2. 尿をしてから 2 時間以内に，もう一度しなくてはならないことがありましたか	質問 2. 尿をするために夜起きること
0　全くない 1　5 回に 1 回の割合より少ない 2　2 回に 1 回の割合より少ない 3　2 回に 1 回の割合くらい 4　2 回に 1 回の割合より多い 5　ほとんどいつも	0　困っていない 1　ほんの少し困っている 2　少し困っている 3　困っている 4　ひどく困っている
質問 3. 夜寝てから朝起きるまでに，ふつう何回，尿をするために起きましたか	質問 3. 急に尿を我慢できなくなること
0　0 回 1　1 回 2　2 回 3　3 回 4　4 回 5　5 回かそれ以上	0　困っていない 1　ほんの少し困っている 2　少し困っている 3　困っている 4　ひどく困っている
質問 4. 膀胱や尿道に痛みや焼けるような感じがありましたか	質問 4. 膀胱や尿道の焼けるような感じ，痛み，不快な感じ，押される感じ
0　全くない 2　たまたま 3　しばしば 4　だいたいいつも 5　ほとんど常に	0　困っていない 1　ほんの少し困っている 2　少し困っている 3　困っている 4　ひどく困っている
○を付けた数字の合計点：＿＿＿＿＿＿	○を付けた数字の合計点：＿＿＿＿＿＿

表6 PUF 症状スコア（骨盤部痛，尿意切迫感，頻尿）の日本語訳（試案）

あなたの感じていることにもっとも近いものを選んで，○を付けて下さい。

		0	1	2	3	4	症状スコア	問題スコア
1	朝起きてから夜寝るまでに，何回くらい尿をしますか	3〜6	7〜10	11〜14	15〜19	20〜		
2a	夜寝てから朝起きるまでに，何回くらい，尿をしますか	0	1	2	3	4〜		
2b	夜間に尿をするために起きることは，問題ですか	問題でない	少し	中くらい	とても			
3	現在，性交渉がありますか（あり，　なし）	"あり"の方は，4a に進んで下さい "なし"の方は 5 に進んで下さい						
4a	性交渉の時や後に，痛みや不快な症状がありますか	ない	時に	しばしば	いつも			
4b	痛みを感じるので，性交渉を避けますか	ない	時に	しばしば	いつも			
5	膀胱部や骨盤部（腟，下腹部，尿道，会陰部，睾丸，陰嚢など）に痛みがありますか	ない	時に	しばしば	いつも			
6	尿をした後に，すぐまたしたくなりますか	ない	時に	しばしば	いつも			
7a	痛みの程度は，普通どれくらいですか	ない	少し	中くらい	とても			
7b	痛みが，わずらわしいことがありますか	ない	時に	しばしば	いつも			
8a	尿を我慢できない感じの程度は，普通どのくらいですか	ない	少し	中くらい	とても			
8b	尿を我慢できない感じが，わずらわしいことがありますか	ない	時に	しばしば	いつも			
	症状スコア（1, 2a, 4a, 5, 6, 7a, 8a）＝							
	問題スコア（2b, 4b, 7b, 8b）＝							
	合計（症状スコア＋問題スコア）＝							

PUF 症状スコア：Pelvic Pain and Urgency/Frequency Symptom Score

2）排尿記録

排尿時刻と 1 回排尿量を 24 時間連続して記録する。排尿回数が増加し 1 回排尿量が低下していることが多い[20]。排尿回数を減らすために飲水を制限している例では，排尿回数は異常なくても 1 回排尿量が少ない。早朝起床時だけは 1 回排尿量が大きいことがある[21]。

3）尿検査

多くの場合に異常がない。1 視野に 5 個以上の赤血球を認める例は 10% 以下，5 個以上の白血球を認める例も 30% に過ぎず，10 個以上認める例は 10% より少ないとされる[13]。赤血球や白血球を認める場合は，他疾患も考慮すべきである。

4）尿流動態検査

排尿機能を評価する検査で，主に他疾患の鑑別に利用される[22]。膀胱内圧検査がもっとも特徴的であろう[23]。

●尿流測定

尿流量の低下がみられることがある[24]。疼痛のための排尿抑制・外括約筋弛緩不全，炎症による尿道狭窄・排尿筋障害なども原因となる。

●残尿測定

排尿後の膀胱内の尿量を超音波検査などで測定する。IC/BPS では一般に残尿量は少ないが，下部尿路の基本的な検査として実施すべきである。

●膀胱内圧検査

排尿筋過活動と膀胱容量を検査する。排尿筋過活動を伴わない膀胱容量の低下（膀胱知覚過敏）が特徴的である[25]。最大膀胱容量が重症度と相関する，治療結果の予測因子となるなどの報告がある[26,27]。排尿筋過活動の合併率は 14.9% という報告[28]もあり，排尿筋過活動があっても IC/BPS は否定できない。

●内圧尿流検査

膀胱出口部閉塞と排尿筋収縮力を評価する。他疾患の診断目的で施行され，特に男性では前立腺肥大症との鑑別診断に重要である[29]。

5）膀胱鏡検査〔図譜 p.x〜xiv 参照〕

膀胱癌をはじめとする疾患の鑑別以外に，ハンナ病変を検出するために重要な検査である。膀胱の充満に伴い所見が変化するので，注入初期から観察する必要がある。内視鏡検査所見の標準的な記載方法として**図 7** の様式を推奨する。

●最大膀胱容量の低下

ほとんどの症例で低下する。

●血管増生

膀胱粘膜下の毛細血管の密度が高い部分がみられることがある。

6 ● 診断

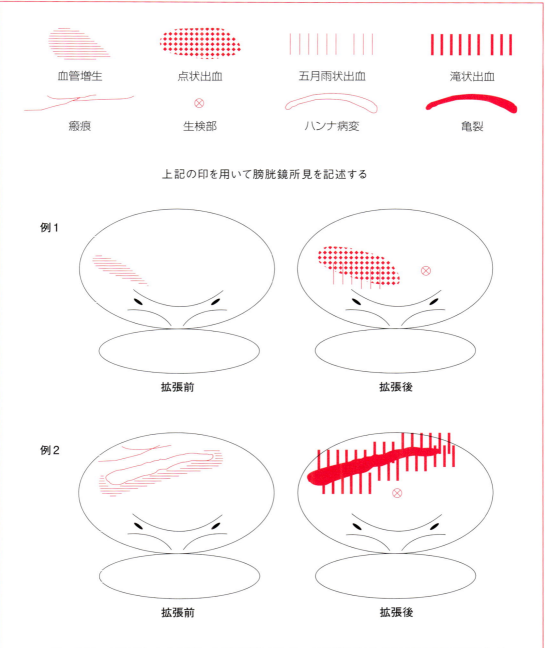

図7 膀胱鏡所見・水圧拡張時所見の記載方法

●ハンナ病変

特徴的なびらん（糜爛）性の病変である。病理学的な意味で潰瘍とは異なり，病変部の窪みはない。遠景では発赤粘膜として認められる。病変部は正常の毛細血管構造を欠き，血管がもつれた糸のように網状に増生している。周辺には，病変に集束するように血管や瘢痕が認められることが多い。病変表面に組織片が付着していることもある。頂部，側壁，後壁，およびそれらの境界部分に好発し，時に左右に横断するように繋がる。膀胱を拡張してしまうと正常粘膜との判別が困難になる。そのためか，医療機関によって病変の検出頻度が大きく異なっている[30]。Narrow-band imaging を用いることで検出率の向上が期待できる[31]。

治療方針に大きく影響するので，病変の有無の確認は重要である。補助診断として病理検査が有用である〔5 章「病理」p.18 参照〕。

●瘢痕

ハンナ病変の周囲にみられることが多い。病変の治癒過程で形成されるのであろう。

●出血

ハンナ病変は接触により容易に出血する。膀胱を充満させた後に排水すると，ハンナ病変または他の粘膜から出血することがある（次項を参照）。

6）膀胱水圧拡張検査

下半身麻酔または全身麻酔下に膀胱を拡張させ，排水後の膀胱内を観察する。膀胱内の局所麻酔や無麻酔では十分に拡張できないことがある。同じ手技は治療目的でも行われる〔詳細は 11 章「治療-4 内視鏡的治療」p.65 参照〕。

●ハンナ病変の亀裂・出血

ハンナ病変は膀胱拡張に伴い亀裂となることが多い。排水すると病変や辺縁部から五月雨状または滝状の出血が起こる。時に動脈性の出血となる。

●瘢痕の亀裂・出血

瘢痕部は容易に亀裂を生じて，排水時に出血する。

●他部位からの出血

拡張前は正常と思われた部分から，排水時に五月雨状の粘膜出血が生じることがある。出血の程度と範囲は多様である。これが拡張後粘膜出血（mucosal bleeding after distension: MBAD）である。排水した後に再び膀胱内を観察すると，既に止血した出血点が点状に多数観察される。これが点状出血（glomerulations）である。同じ現象を異なる時点で観ているのであろう。

出血の重症度分類も提案されているが，拡張方法，観察時点（拡張時，排水時，拡張後など）などに影響され，出血の程度・範囲と症状や治療効果との関連も曖昧であり，診断的意義は低いとされる[32, 33]。

7）膀胱生検

生検組織の病理所見は多様で特異的なものはないとされ，上皮内癌の除外や病態研究

としての意義だけが認められてきた[34]。しかし，最近の研究では，ハンナ病変のあるIC/BPSでは特徴的な病理所見が観察されることが報告されている[35]〔5章「病理」p.18参照〕。病理所見で内視鏡所見の診断を確認することもできる。

なお，水圧拡張前の生検は膀胱破裂の危険を高めるとの危惧もあるが，その根拠は明確でない。拡張後には，亀裂や出血などのために生検部位が特定できないこともある。特に理由がなければ生検は拡張後に行うが，拡張前に行うことを妨げるものではない。

8）カリウムテスト

カリウム溶液を膀胱内に注入し，痛みが増強する程度を測定する。増強があれば膀胱粘膜の透過性が亢進しているとする。感度・特異度に疑問があり，臨床的意義は確立されていない[36]。患者の苦痛を伴う検査でもある。軽症例のスクリーニングに利用できるかもしれない[37]。

9）バイオマーカー

尿中または血清中のAPF（antiproliferative factor）やNGF（nerve growth factor）の他，多種のサイトカイン・ケモカインが候補とされる[38-40]。しかし，広く使用されているものはない。

5. 除外診断

IC/BPSの診断では除外診断が重要となる。その混同しうる主な疾患・状態を**表7**にあげる。除外診断のためには，身体所見，尿検査，尿細胞診，超音波検査，尿流動態検査，膀胱鏡，画像検査，前立腺特異抗原，腎機能検査などに加えて，関連科の専門医の診察も必要なこともある[4]。

表7　混同しうる主な疾患・状態

膀胱疾患	前立腺・尿道疾患	尿路性器感染症	婦人科疾患	その他
過活動膀胱	前立腺肥大症	細菌性膀胱炎	子宮内膜症	神経性頻尿
神経因性膀胱	前立腺癌	膀胱結核	子宮筋腫	多尿
膀胱癌	尿道憩室	尿道炎	腟炎	
膀胱結石	尿道狭窄	前立腺炎	更年期障害	
放射線性膀胱炎				

6. 診断の流れ

まずは症状の把握が重要である。膀胱痛がない，あっても訴えないこともあるので，問診票などで網羅的に調査したうえで問診を追加することが勧められる。除外診断では，**表7**の疾患，特に悪性腫瘍の可能性を排除する。

検査はその侵襲性と診断的意義を考慮する（**表8**）。尿検査は必須である。排尿記録

表 8　診断検査の位置づけ

必須検査	推奨検査	選択検査
病歴	症状・QOL スコア	画像検査
身体所見	排尿記録	尿流動態検査
検尿	残尿測定	生検
	中間尿培養	水圧拡張検査
	尿細胞診	
	膀胱鏡	

と残尿測定では，有意な残尿はなく 1 回排尿量が 200 mL 以下に減少していることが多い[20]。IC/BPS となれば，ハンナ病変の有無を確認するために，膀胱鏡検査を行う。画像検査や尿流動態検査で，形態的異常や排尿機能をさらに検討してもよい。生検は内視鏡検査所見の補助診断として有用であるが，侵襲度にも配慮する。点状出血の診断的意義は曖昧なので，診断目的での水圧拡張検査は症例を選択して行う。

7. 難病指定

　間質性膀胱炎（ハンナ型）のうち日本間質性膀胱炎研究会作成の重症度基準（**表 9**）[41]で重症の基準を満たすものは，2015 年に医療費助成対象疾病（指定難病）となった。都道府県から指定を受けた指定医（泌尿器科専門医であれば，申請すれば指定を受けられる）が，特定医療費支給認定の申請に必要な診断書を作成することができる。認定期間は 1 年で，更新が必要である。

表 9　日本間質性膀胱炎研究会作成の重症度基準

重症度	基準
重症	膀胱痛の程度* が 7 点から 10 点 かつ 排尿記録による最大 1 回排尿量が 100 mL 以下 #
中等症	重症と軽症以外
軽症	膀胱痛の程度* が 0 点から 3 点 かつ 排尿記録による最大 1 回排尿量が 200 mL 以上

* 膀胱痛の程度（0～10 点）の質問

膀胱の痛みについて，「全くない」を 0，想像できる最大の強さを 10 としたとき， 平均した強さに最もよくあてはまるものを 1 つだけ選んで，その数字に○を付けてください
0　　　1　　　2　　　3　　　4　　　5　　　6　　　7　　　8　　　9　　　10

\# 膀胱痛は最も悪い時を指標とする。最大 1 回排尿量については，観察期間中のある 1 日の排尿記録で 100 mL 以下であれば条件を満たすものとする。

参考文献

1) Sánchez-Freire V, Blanchard MG, Burkhard FC, Kessler TM, Kellenberger S, Monastyrskaya K. Acid-sensing channels in human bladder: expression, function and alterations during bladder pain syndrome. *J Urol* 2011; 186: 1509–1516

2) Homma Y, Nomiya A, Tagaya M, Oyama T, Takagaki K, Nishimatsu H, Igawa Y. Increased mRNA expression of genes involved in pronociceptive inflammatory reactions in bladder tissue of interstitial cystitis. *J Urol* 2013; 190: 1925–1931

3) Homma Y. Hypersensitive bladder: a solution to confused terminology and ignorance concerning interstitial cystitis. *Int J Urol* 2014; 21（Suppl 1）: 43–47

4) 伊藤貴章, 上田朋宏, 武井実根雄, 本間之夫. 本邦における間質性膀胱炎 282 例の臨床統計と最近の動向. 間質性膀胱炎研究会誌 2004; 2: 19–23

5) Messing EM, Stamey TA. Interstitial cystitis: early diagnosis, pathology, and treatment. *Urology* 1978; 12: 381–392

6) Driscoll A, Teichman JM. How do patients with interstitial cystitis present? *J Urol* 2001; 166: 2118–2120

7) Irwin P, Samsudin A. Reinvestigation of patients with a diagnosis of interstitial cystitis: common things are sometimes common. *J Urol* 2005; 174: 584–587

8) Lai HH, Vetter J, Jain S, Gereau RW 4th, Andriole GL. The overlap and distinction of self-reported symptoms between interstitial cystitis/bladder pain syndrome and overactive bladder: a questionnaire based analysis. *J Urol* 2014; 192: 1679–1685

9) Ackerman AL, Lai HH, Parameshwar PS, Eilber KS, Anger JT. Symptomatic overlap in overactive bladder and interstitial cystitis/bladder pain syndrome: development of a new algorithm. *BJU Int* 2019; 123: 682–693

10) Doiron RC, Tolls V, Irvine-Bird K, Kelly KL, Nickel JC. Clinical phenotyping does not differentiate Hunner lesion subtype of interstitial cystitis/bladder pain syndrome: a relook at the role of cystoscopy. *J Urol* 2016; 196: 1136–1140

11) Simon LJ, Landis JR, Erickson DR, Nyberg LM. The Interstitial Cystitis Data Base Study: concepts and preliminary baseline descriptive statistics. *Urology* 1997; 49（5 Suppl）: 64–75

12) Lutgendorf SK, Kreder KJ, Rothrock NE, Ratliff TL, Zimmerman B. Stress and symptomatology in patients with interstitial cystitis: a laboratory stress model. *J Urol* 2000; 164: 1265–1269

13) Bosch PC, Bosch DC. Treating interstitial cystitis/bladder pain syndrome as a chronic disease. *Rev Urol* 2014; 16: 83–87

14) O'Leary MP, Sant GR, Fowler FJ Jr, Whitmore KE, Spolarich-Kroll J. The interstitial cystitis symptom index and problem index. *Urology* 1997; 49（5 Suppl）: 58–63

15) Parsons CL, Dell J, Stanford EJ, Bullen M, Kahn BS, Waxell T, Koziol JA. Increased prevalence of interstitial cystitis: previously unrecognized urologic and gynecologic cases identified using a new symptom questionnaire and intravesical potassium sensitivity. *Urology* 2002; 60: 573–578

16) Humphrey L, Arbuckle R, Moldwin R, Nordling J, van de Merwe JP, Meunier J, Crook T, Abraham L. The bladder pain/interstitial cystitis symptom score: development, validation, and identification of a cut score. *Eur Urol* 2012; 61: 271–279

17) Beckett MK, Elliott MN, Clemens JQ, Ewing B, Berry SH. Consequences of interstitial cystitis/bladder pain symptoms on women's work participation and income: results from a national household sample. *J Urol* 2014; 191: 83–88

18) 本間之夫. 間質性膀胱炎の症状と QOL. 排尿障害プラクティス 2004; 12（1）: 15–22

19) Nickel JC, Tripp DA, Pontari M, Moldwin R, Mayer R, Carr LK, Doggweiler R, Yang CC, Mishra N, Nordling J. Interstitial cystitis/painful bladder syndrome and associated medical conditions with an emphasis on irritable bowel syndrome, fibromyalgia and chronic fatigue syndrome. *J Urol* 2010; 184: 1358–1363

20) Kim SH, Oh SA, Oh SJ. Voiding diary might serve as a useful tool to understand differences between bladder pain syndrome/interstitial cystitis and overactive bladder. *Int J Urol* 2014; 21: 179–183

21) Mazurick CA, Landis JR. Evaluation of repeat daily voiding measures in the National Interstitial Cystitis Data Base Study. *J Urol* 2000; 163: 1208–1211

22) Irwin PP, Takei M, Sugino Y. Summary of the Urodynamics Workshops on IC Kyoto, Japan. *Int J Urol* 2003; 10（Suppl）: S19-S23

23) Sant GR, Hanno PM. Interstitial cystitis: current issues and controversies in diagnosis. *Urology* 2001; 57（6 Suppl）: 82–88

24) Kuo YC, Kuo HC. Videourodynamic characteristics of interstitial cystitis/bladder pain syndrome — The role

of bladder outlet dysfunction in the pathophysiology. *Neurourol Urodyn* 2018; 37: 1971–1977

25）Al-Hadithi H, Tincello DG, Vince GS, Richmond DH. Leukocyte populations in interstitial cystitis and idiopathic reduced bladder storage. *Urology* 2002; 59: 851–855

26）武井実根雄. 間質性膀胱炎とウロダイナミクス. 排尿障害プラクティス 2004; 12: 23–29

27）Kuo YC, Kuo HC. The urodynamic characteristics and prognostic factors of patients with interstitial cystitis/bladder pain syndrome. *Int J Clin Pract* 2013; 67: 863–869

28）Kirkemo A, Peabody M, Diokno AC, Afanasyev A, Nyberg LM Jr, Landis JR, Cook YL, Simon LJ. Associations among urodynamic findings and symptoms in women enrolled in the Interstitial Cystitis Data Base（ICDB）Study. *Urology* 1997; 49（5 Suppl）: 76–80

29）Lemack GE, Zimmern PE. Interstitial cystitis: reevaluation of patients who do no respond to standard treatments. *Prog Urol* 2001; 11: 239–244

30）Yamada Y, Nomiya A, Niimi A, Igawa Y, Ito T, Tomoe H, Takei M, Ueda T, Homma Y. A survey on clinical practice of interstitial cystitis in Japan. *Transl Androl Urol* 2015; 4: 486–490

31）Kajiwara M, Inoue S, Kobayashi K, Ohara S, Teishima J, Matsubara A. Therapeutic efficacy of narrow band imaging-assisted transurethral electrocoagulation for ulcer-type interstitial cystitis/painful bladder syndrome. *Int J Urol* 2014; 21（Suppl 1）: 57–60

32）Messing E, Pauk D, Schaeffer A, Nieweglowski M, Nyberg LM Jr, Landis JR, Cook YL, Simon LJ. Associations among cystoscopic findings and symptoms and physical examination findings in women enrolled in the Interstitial Cystitis Data Base（ICDB）Study. *Urology* 1997; 49（5 Suppl）: 81–85

33）Wennevik GE, Meijlink JM, Hanno P, Nordling J. The role of glomerulations in bladder pain syndrome: a review. *J Urol* 2016; 195: 19–25

34）Rosamilia A, Igawa Y, Higashi S. Pathology of interstitial cystitis. *Int J Urol* 2003; 10（Suppl）: S11–S15

35）Maeda D, Akiyama Y, Morikawa T, Kunita A, Ota Y, Katoh H, Niimi A, Nomiya A, Ishikawa S, Goto A, Igawa Y, Fukayama M, Homma Y. Hunner-type（classic）interstitial cystitis: a distinct inflammatory disorder characterized by pancystitis, with frequent expansion of clonal B-cells and epithelial denudation. *PLoS One* 2015; 10: e0143316

36）Parsons CL, Greenberger M, Gabal L, Bidair M, Barme G. The role of urinary potassium in the pathogenesis and diagnosis of interstitial cystitis. *J Urol* 1998; 159: 1862–1866

37）Bernie JE, Hagey S, Albo ME, Parsons CL. The intravesical potassium sensitivity test and urodynamics: implications in a large cohort of patients with lower urinary tract symptoms. *J Urol* 2001; 166: 158–161

38）Jiang YH, Liu HT, Kuo HC. Decrease of urinary nerve growth factor but not brain-derived neurotrophic factor in patients with interstitial cystitis/bladder pain syndrome treated with hyaluronic acid. *PLoS One* 2014; 9: e91609

39）Furuta A, Yamamoto T, Suzuki Y, Gotoh M, Egawa S, Yoshimura N. Comparison of inflammatory urine markers in patients with interstitial cystitis and overactive bladder. *Int Urogynecol J* 2018; 29: 961–966

40）Niimi A, Igawa Y, Aizawa N, Honma T, Nomiya A, Akiyama Y, Kamei J, Fujimura T, Fukuhara H, Homma Y. Diagnostic value of urinary CXCL10 as a biomarker for predicting Hunner type interstitial cystitis. *Neurourol Urodyn* 2018; 37: 1113–1119

41）日本間質性膀胱炎研究会. 間質性膀胱炎の重症度基準 http://sicj.umin.jp/about/index.html

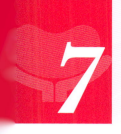

7 治療総論

> **要約** IC/BPSに対する根治的な治療法はない．現実的には，下記に記載した各治療の特性を理解し，個々の患者に最も適切と思われる治療を組み合わせて行う．多くの研究では，治療の効果はIC/BPSに対する効果として検討されている．しかし，HICとHIC以外（BPS）では病態が大きく異なり，治療効果も異なる可能性が高い．今後は，HICに有効な治療，HIC以外に有効な治療，両方に有効な治療などの分類が必要であろう．
> 　なお，本邦で間質性膀胱炎の病名で保険収載されている治療は膀胱水圧拡張術だけである．したがって，他の治療の推奨度は医学的根拠だけに拠っており，<u>保険診療上の推奨度は，膀胱水圧拡張術以外はすべて保留である</u>ことを留意願いたい．

1. 保存的治療

　保存的治療の多くは，エビデンスレベルは低いが副作用はなく，IC/BPSの症状改善に有効と考えられる．IC/BPSにおいてストレスは疼痛や尿意切迫感を増強するとされ[1]，緊張の緩和（stress reduction）は有効と考えられる．また，IC/BPSでは骨盤底筋の過緊張があるとされ，理学療法（physical therapy）として骨盤内外筋膜マッサージにより症状の改善がみられたとの報告がある．行動療法（behavioral modification）として，尿失禁に対して行われている骨盤底筋訓練は勧められず，膀胱訓練は決まった方法はないものの有効との報告がある．

　患者の多くが食事療法（dietary modification）を実行しており，Interstitial Cystitis Association（ICA）によればコーヒー，紅茶，チョコレート，アルコール，トマト，柑橘類，香辛料，ビタミンCが，多くのIC/BPS患者にとって症状を増悪させる飲食物とされている．症状を悪化させる食品は個人によっても異なるであろう．

2. 薬物治療

　アミトリプチリン（amitriptyline）は，セロトニンやノルアドレナリンの再取り込みを抑制して中枢神経の痛み刺激の伝達を抑える，ヒスタミンH_1受容体をブロックして肥満細胞の活動を抑制するなどとされ，IC/BPSに有効性の根拠がある[2]．ヒロドキシジン（hydroxyzine）とシメチジン（cimetidine）はヒスタミン受容体拮抗薬で，一部のIC/BPS患者に有効である可能性がある．スプラタスト（suplatast）はヘルパーT細胞によるIgEの産生やIL-4，IL-5の産生を抑える働きがあると考えられ，またモンテルカスト（montelukast）は活性化した肥満細胞が産生するロイコトリエンD_4を抑制すると考えられ，ともに根拠は低いが有効とする報告もある．ガバペンチン（gabapentin），プレガバ

リン（pregabalin），トラマドール（tramadol）は神経因性疼痛に根拠は低いが有効とする報告があり，アセトアミノフェン（acetaminophen）やセレコキシブ（celecoxib）も疼痛に対して処方される。ステロイドやシクロスポリンA（cyclosporine A）は，特に難治性のHICに対してある程度の有効性が報告されているが，副作用への配慮が必要である。尿のアルカリ化，漢方薬は，根拠は低いが有効とする報告もある。ポリ硫酸ペントサンナトリウム（pentosan polysulfate sodium）は，IC/BPSの病態の一つであるglycosaminoglycan（GAG）層の欠損を補修すると考えられ，海外ではIC/BPS治療薬として認可され有効とする論文がある。その一方で，最近のRCTでは有効性が認められていない[3]。抗菌薬は尿培養が陰性のIC/BPSに対して使用すべきでない。

3. 膀胱腔内・壁内注入療法

ジメチルスルホキシド（DMSO）は炎症抑制，筋弛緩，鎮痛，コラーゲンの分解，肥満細胞の脱顆粒などの作用があるといわれ，IC/BPSの治療として古くから使用されている。有効性の根拠があり，重大な副作用は少ない[4]。HICでより有効との報告もある[5]。わが国では臨床試験中である（2018年12月現在）。ヘパリン（heparin）はある程度の有効性の根拠はあるが，DMSOより頻回な注入が必要とされ，また長期間の効果は不明である。ヒアルロン酸（hyaluronic acid）もヘパリン同様GAGの欠損を補うことにより症状を緩和すると考えられ，IC/BPSに対してある程度の有効性の根拠はあるが，RCTでの有効性は確実ではない。リドカイン（lidocaine）やアルカリ化リドカインは，早期に疼痛の軽減が得られるが，その効果は短期間である。ステロイドのハンナ病変および辺縁部膀胱壁内注入は有効性を示す症例報告がある。ボツリヌス毒素（botulinum toxin）の膀胱壁内（粘膜下）注入はある程度の有効性の根拠はあるが，広く用いるには根拠不十分である。リポソーム（liposome）注入は根拠が不十分であり，効果の持続も3～12カ月である。

4. 手術療法

膀胱水圧拡張術（hydrodistension）は，古くから診断および治療の目的で行われてきた。有効性の根拠は低く，奏効率は約50%，奏効期間は6カ月未満との報告が多いが，1年以上の長期の有効性も報告されている。拡張圧や拡張時間，拡張回数と効果の関係は十分に検証されていない。手技としては，腰椎麻酔または全身麻酔下で（局所麻酔では疼痛を伴い十分な拡張ができない），生理食塩水を自然落下させながら膀胱鏡の観察下で行うことが勧められる。合併症として膀胱破裂がある。

HICに対しては，経尿道的ハンナ病変切除・焼灼術（transurethral resection or fulguration of the Hunner lesions）および経尿道的レーザー治療があり，海外のGLでも推奨されている[6]。反復治療を要することが多いが，症状緩和には有効である。

膀胱全摘除術や膀胱部分切除術＋膀胱拡大術は，他の治療がすべて失敗した場合にのみ施行されるべきである。ただし，膀胱全摘除術後も疼痛が残存することがある。

5. その他の治療

仙骨神経刺激（sacral neuromodulation）は難治例に有効である可能性がある。HIC とそれ以外を区別して検討した報告は 1 編[7]のみで，どちらかといえば HIC 以外で奏効率が高い。

6. HIC とそれ以外を分けた治療戦略

HIC とそれ以外を分けた治療戦略は，他の GL などでもほとんど示されておらず根拠も不十分である。あくまでも専門家の意見として戦略を述べる。

IC/BPS に共通しているのは，病態の説明や食事指導などの保存的治療を初期から一貫して行い，対症的に内服治療を必要に応じて行うことである。HIC では，腰椎麻酔または全身麻酔下の膀胱水圧拡張術および経尿道的ハンナ病変焼灼術が勧められる。術後の残存・再発には，膀胱内注入療法を用いる。それでも改善のないときは，より侵襲的な治療を考慮する。HIC 以外では，膀胱水圧拡張術が有効なこともあるが，侵襲的な治療の効果はあまり期待できない。

■ 参考文献

1) Nickel JC, Tripp DA, Pontari M, Moldwin R, Mayer R, Carr LK, Doggweiler R, Yang CC, Mishra N, Nordling J. Psychosocial phenotyping in women with interstitial cystitis/painful bladder syndrome: a case control study. *J Urol* 2010; 183: 167–172（Ⅲ）

2) Foster HE Jr, Hanno PM, Nickel JC, Payne CK, Mayer RD, Burks DA, Yang CC, Chai TC, Kreder KJ, Peters KM, Lukacz ES, FitzGerald MP, Cen L, Landis JR, Propert KJ, Yang W, Kusek JW, Nyberg LM; Interstitial Cystitis Collaborative Research Network. Effect of amitriptyline on symptoms in treatment naïve patients with interstitial cystitis/painful bladder syndrome. *J Urol* 2010; 183: 1853–1858（Ⅰ）

3) Nickel JC, Herschorn S, Whitmore KE, Forrest JB, Hu P, Friedman AJ, Baseman AS. Pentosan polysulfate sodium for treatment of interstitial cystitis/bladder pain syndrome: insights from a randomized, double-blind, placebo controlled study. *J Urol* 2015; 193: 857–862（Ⅰ）

4) Rawls WF, Cox L, Rovner ES. Dimethyl sulfoxide（DMSO）as intravesical therapy for interstitial cystitis/bladder pain syndrome: a review. *Neurourol Urodyn* 2017; 36: 1677–1684（Rv）

5) Peeker R. Haghsheno MA, Holmäng S, Fall M. Intravesical bacillus Calmette-Guerin and dimethyl sulfoxide for treatment of classic and nonulcer interstitial cystitis: a prospective, randomized double-blind study. *J Urol* 2000; 164: 1912–1915（Ⅱ）

6) Hanno PM, Erickson D, Moldwin R, Faraday MM; American Urological Association. Diagnosis and treatment of interstitial cystitis/bladder pain syndrome: AUA guideline amendment. *J Urol* 2015; 193: 1545–1553（GL）

7) Gajewski JB, Al-Zahrani AA. The long-term efficacy of sacral neuromodulation in the management of intractable cases of bladder pain syndrome: 14 years of experience in one centre. *BJU Int* 2011; 107: 1258–1264（Ⅲ）

間質性膀胱炎・膀胱痛症候群診療ガイドライン

● 治療の推奨グレード

推奨のグレード	内容
A	行うよう強く勧められる
B	行うよう勧められる
C	行うよう勧めるだけの根拠が十分でない
C1	行ってもよい
C2	行うよう勧められない
D	行わないよう勧められる
保留	推奨のグレードを決められない

　推奨のグレードは，「診療ガイドライン作成の手引き 2007」[1] を参考として，根拠のレベルに，結論の一貫性，効果の大きさ，適用性，副作用，費用などの治療の特性を加味し，委員の議論と合意を反映させて定めた（Consensual recommendation）。IC/BPS に対する大規模な臨床研究は限られているので，根拠のレベルだけでなく，それ以外の項目や委員の意見も重視して推奨のグレードを定めた。

　ただし，本邦で IC に対し保険収載されている治療は膀胱水圧拡張術だけであり，その他の治療は適用外となる。本 GL 中の推奨度は医学的根拠に拠る判断であり，保険診療上の推奨度は，膀胱水圧拡張術以外はすべて保留であることに留意願いたい。

1) Minds 診療ガイドライン選定部会 監. 診療ガイドライン作成の手引き 2007. 医学書院, 2007

36

7 ● 治療総論

● 治療法の一覧

治療		推奨グレード			掲載ページ
保存的治療	緊張の緩和	B			38
	理学療法	B			38
	行動療法		C1		39
	食事療法	B			39
薬物治療	アミトリプチリン	B			42
	デュロキセチン			D	42
	ガバペンチン		C1		43
	プレガバリン		C1		43
	トラマドール		C1		43
	ヒドロキシジン		C1		44
	シメチジン		C1		44
	スプラタスト		C1		45
	モンテルカスト		C1		45
	シクロスポリン A		C1		45
	タクロリムス		C1		45
	アセトアミノフェン		C1		46
	セレコキシブ		C1		46
	ステロイド		C1		46
	アルギニン			D	47
	アダリムマブ		C1		47
	セルトリズマブ ペゴル		C1		47
	ポリ硫酸ペントサンナトリウム		C1		48
	クエン酸		C1		49
	抗菌薬			D	49
	漢方薬		C1		50
膀胱内注入療法	ジメチルスルホキシド（DMSO）	B			53
	ヘパリン		C1		54
	ヒアルロン酸		C1		54
	コンドロイチン硫酸			C2	55
	ポリ硫酸ペントサンナトリウム			C2	55
	カプサイシン			C2	56
	レジニフェラトキシン			C2	56
	BCG			D	56
	オキシブチニン			C2	57
	リドカイン		C1		57
	ステロイド		C1		58
	ボツリヌス毒素		C1		58
	リポソーム			C2	59
内視鏡的治療	膀胱水圧拡張術	B			65
	経尿道的ハンナ病変電気切除・焼灼術	B			66
	経尿道的ハンナ病変レーザー治療	B			66
その他の治療	経皮的電気刺激		C1		71
	仙骨神経刺激		C1		71
	鍼		C1		72
	膀胱拡大術・摘出術，尿路変更術		C1		73

間質性膀胱炎・膀胱痛症候群診療ガイドライン

8 治療-1 保存的治療

1. 緊張の緩和（Stress reduction）

PubMed の検索を "interstitial cystitis OR bladder pain syndrome" と "stress" のキーワードで行い，英文で 173 編を得た。うち 6 編を引用した。

推奨グレード：B

ある程度の有効性の根拠があり（レベル 3），問題となる副作用はない。

Nickel らは，IC/BPS 患者の心理社会的表現型を調べるため，患者 207 例と年齢をマッチさせたコントロール群 117 例に対して，アンケート調査を実施した。その結果，IC/BPS 患者はコントロール群と比較して，痛み，うつ状態，睡眠障害，身体的 QOL の低下，心配，ストレスなどの程度が高かった。さらに，うつ状態，心配，ストレスは痛みの程度，IC/BPS 症状，QOL の低下と相関していた[1]。精神的なストレスが IC/BPS 患者の症状を悪化させる要因であることはよく知られている。Koziol らは IC/BPS 患者 374 例の調査で，半数以上がストレスで疼痛が増強したと報告している[2]。Rothrock らは 45 例の IC/BPS 患者と 31 例の健康者を比較して，ストレスは患者でのみ疼痛と尿意切迫感を増強したと報告している[3]。

エクササイズや入浴などもストレスを減らし，QOL によい影響があるとされる[4]。就労時間の短縮や責任の少ない仕事を選ぶこと，また，ストレスの少ない家庭環境を作ることも重要であろう[5,6]。あるいは患者会などで交流をもつことでストレスを減らすことができるかもしれない。世界には Interstitial Cystitis Association（ICA）（https://www.ichelp.org/），International Painful Bladder Foundation（https://www.painful-bladder.org/），Interstital Cystitis Network（https://www.ic-network.com/）などの患者会があり，本邦には日本間質性膀胱炎患者情報交換センター（http://site.wepage.com/kanshitsuseibokoen）がある。2009 年に施行された保存的治療に関する ICA の調査によると，IC/BPS 患者の約 80% が緊張の緩和を実践している[7]。

2. 理学療法（Physical therapy）

PubMed の検索を "interstitial cystitis OR bladder pain syndrome" と "physical therapy" のキーワードで行い，英文で 215 編を得た。うち 5 編を引用した。

推奨グレード：B

ある程度の有効性の根拠があり（レベル 3），問題となる副作用はない。

IC/BPS 患者には "high-tone pelvic floor muscle dysfunction（HTPFD）" が認められ[8]，その治療法として骨盤底の理学療法（骨盤内外筋膜マッサージ）に加え，バイオフィードバック療法や電気刺激療法などが施行されている[9]。

Lukban らは，HTPFD を有する 16 例の IC/BPS 患者に対して骨盤底の理学療法を行った結果，症状・問題スコアは 15 例（94%）が改善，性交痛も 15 例（94%）が改善し，9 例で性交が再開可能になったと報告している[10]。Weiss は，IC/BPS 患者 10 例において，70% の患者で有効から著効の症状改善が得られたとしている[11]。また，FitzGerald らは，myofascial physical therapy（MPT）群 39 例と global therapeutic massage（GTM）群 42 例の RCT を施行し，12 週後に MPT 群で 23 例（59%），GTM 群で 11 例（26%）に有効であったと報告している[12]。骨盤底の理学療法の手法は様々で統一された方法はないが，治療効果は 50〜62% と報告されている[13]。

3. 行動療法（Behavioral modification）

PubMed の検索を "interstitial cystitis OR bladder pain syndrome" と "behavioral therapy" のキーワードで行い，英文で 77 編を得た。うち 4 編を引用した。

推奨グレード：C1

　　限定的な有効性の根拠があり（レベル 5），問題となる副作用はない。

行動療法には膀胱訓練，飲水コントロール，骨盤底筋訓練などがある。

Chaiken らは，42 例の女性 IC/BPS 患者に排尿記録，定時排尿，飲水コントロール，骨盤底筋訓練からなる行動療法を行い，排尿回数および膀胱容量において 50% の患者が改善したと報告している[14]。しかし，腹圧性尿失禁や骨盤臓器脱の患者に有効な骨盤底筋を収縮させる骨盤底筋訓練は避けるべきで，HTPFD に対しては用手的に骨盤底筋を弛緩させる myofascial physical therapy が勧められる[15]。また，Parsons らは，頻尿が主症状の 21 例に排尿記録を用いて 3〜4 週間膀胱訓練を行い，15 例（71%）で排尿間隔が 15〜30 分延長したと報告している[16]。

膀胱訓練とは尿意をもよおした時に数を数えたり，深呼吸したりして排尿を回避させるが，適切な方法は定まっていない。膀胱訓練による頻尿の改善率は 45〜88% と報告されている[13]。飲水コントロールとは尿の希釈による症状の改善を目的としているが，決められた飲水量は報告されていない。ただし，多飲多尿による頻尿や膀胱の過伸展を防ぐため，3 日間の排尿記録を実施して 24 時間あたりの尿量が 40 mL/kg を超えないように指導する。しかしながら，保存的治療に関する ICA の調査によると，行動療法は実際にあまり行われていないようである[7]。

4. 食事療法（Dietary modification）

PubMed の検索を "interstitial cystitis OR bladder pain syndrome" と "diet" のキーワードで行い，英文で 42 編を得た。うち 10 編を引用した。

推奨グレード：B

ある程度の有効性の根拠があり（レベル5），問題となる副作用はない。

IC/BPS 患者の 90% 近くがある飲食物の摂取後に症状の増悪を認めている[17, 18]。ICA のホームページには NIH（National Institute of Health）の研究グループである MAPP（Multi-disciplinary Approach to the Study of Chronic Pelvic Pain）による 2015 年の報告として，コーヒー，紅茶，チョコレート，アルコール，トマト，柑橘類，香辛料，ビタミン C が IC/BPS 症状を増悪させる飲食物であると記載されている。

Whitmore は，酸性尿を産生する飲食物は疼痛を増強し，これらを制限することによって疼痛は減少したと報告している[4]。また，Koziol らの調査では，IC/BPS 患者の 50% が酸性尿産生食品で疼痛を感じた[19]。しかし，Nguan らは，26 例の患者の膀胱内に pH 5.0 と pH 7.5 の食塩水を注入し，pH の変化が症状に与える影響について検討したが，痛みやその他の症状に統計学的有意差は認められなかったと報告している[20]。Gillespie は，250 例の IC/BPS 患者でアリルアルキルアミン（トリプトファン，チロシン，チラミン，フェニルアラニン）を多く含む食品を負荷したところ症状が悪化し，食品と症状に関係があることを示した[21]。トマトはフェニルアラニンの代謝産物であるフェニルアセテイトの原料である。また，尿中に排泄されたトリプトファンやその関連物質には細胞毒性があると報告されている[22]。

保存的治療に関する ICA の調査によると，約 87% の IC/BPS 患者が症状を増悪させる飲食物を避ける食事療法を実施していた[7]。Oh-Oka は，すでに内服薬による治療を施行している IC/BPS 患者に対して，栄養部と連携して継続的な食事療法を行った 30 例（介入群）と行わなかった 10 例（非介入群）を比較検討した。その結果，介入群では非介入群より 1 年後の症状，膀胱痛スコア，QOL が有意に改善した。以上より，薬物治療である程度まで症状がコントロールされている患者に対しても，食事療法は有用であると結論づけている[23]。

現在のところ，食事療法には確立したプロトコールはなく，患者ごとに食品の影響も異なるようで，厳しい食事制限を一律に行う根拠はない。個々が症状を悪化させる食品を見つけ，その食品を避けるように助言する[6, 18]。カナダの GL の中で，食事療法は患者全員に施行すべきファーストラインの治療と位置づけられている[13]。

参考文献

1) Nickel JC, Tripp DA, Pontari M, Moldwin R, Mayer R, Carr LK, Doggweiler R, Yang CC, Mishra N, Nordling J. Psychosocial phenotyping in women with interstitial cystitis/painful bladder syndrome: a case control study. *J Urol* 2010; 183: 167–172（**III**）

2) Koziol JA. Epidemiology of interstitial cystitis. *Urol Clin North Am* 1994; 21: 7–20（**V**）

3) Rothrock NE, Lutgendorf SK, Kreder KJ, Ratliff T, Zimmerman B. Stress and symptoms in patients with interstitial cystitis: a life stress model. *Urology* 2001; 57: 422–427（**V**）

4) Whitmore KE. Self-care regimens for patients with interstitial cystitis. *Urol Clin North Am* 1994; 21: 121–130（**V**）

5) Michael YL, Kawachi I, Stampfer MJ, Colditz GA, Curhan GC. Quality of life among women with interstitial

cystitis. *J Urol* 2000; 164: 423−427（V）

6）Whitmore KE. Complementary and alternative therapies as treatment approaches for interstitial cystitis. *Rev Urol* 2002; 4（Suppl 1）: S28-S35（V）

7）O'Hare PG 3rd, Hoffmann AR, Allen P, Gordon B, Salin L, Whitmore K. Interstitial cystitis patients' use and rating of complementary and alternative medicine therapies. *Int Urogynecol J* 2013; 24: 977−982（V）

8）Bassaly R, Tidwell N, Bertolino S, Hoyte L, Downes K, Hart S. Myofascial pain and pelvic floor dysfunction in patients with interstitial cystitis. *Int Urogynecol J* 2011; 22: 413−418（V）

9）Atchley MD, Shah NM, Whitmore KE. Complementary and alternative medical therapies for interstitial cystitis: an update from the United States. *Transl Androl Urol* 2015; 4: 662−667（V）

10）Lukban J, Whitmore K, Kellogg-Spadt S, Bologna R, Lesher A, Fletcher E. The effect of manual physical therapy in patients diagnosed with interstitial cystitis, high-tone pelvic floor dysfunction, and sacroiliac dysfunction. *Urology* 2001; 57（6 Suppl 1）: 121−122（ICBR-51）(V)

11）Weiss JM. Pelvic floor myofascial trigger points: manual therapy for interstitial cystitis and the urgency-frequency syndrome. *J Urol* 2001; 166: 2226−2231（V）

12）FitzGerald MP, Payne CK, Lukacz ES, Yang CC, Peters KM, Chai TC, Nickel JC, Hanno PM, Kreder KJ, Burks DA, Mayer R, Kotarinos R, Fortman C, Allen TM, Fraser L, Mason-Cover M, Furey C, Odabachian L, Sanfield A, Chu J, Huestis K, Tata GE, Dugan N, Sheth H, Bewyer K, Anaeme A, Newton K, Featherstone W, Halle-Podell R, Cen L, Landis JR, Propert KJ, Foster HE Jr, Kusek JW, Nyberg LM; Interstitial Cystitis Collaborative Research Network. Randomized multicenter clinical trial of myofascial physical therapy in women with interstitial cystitis/painful bladder syndrome and pelvic floor tenderness. *J Urol* 2012; 187: 2113−2118（II）

13）Cox A, Golda N, Nadeau G, Curtis Nickel J, Carr L, Corcos J, Teichman J. CUA guideline: Diagnosis and treatment of interstitial cystitis/bladder pain syndrome. *Can Urol Assoc J* 2016; 10: E136−E155（GL）

14）Chaiken DC, Blaivas JG, Blaivas ST. Behavioral therapy for the treatment of refractory interstitial cystitis. *J Urol* 1993; 149: 1445−1448（V）

15）Hanno PM, Erickson D, Moldwin R, Faraday MM; American Urological Association. Diagnosis and treatment of interstitial cystitis/bladder pain syndrome: AUA guideline amendment. *J Urol* 2015; 193: 1545−1553（GL）

16）Parsons CL, Koprowski PF. Interstitial cystitis: successful management by increasing urinary voiding intervals. *Urology* 1991; 37: 207−212（V）

17）Bassaly R, Downes K, Hart S. Dietary consumption triggers in interstitial cystitis/bladder pain syndrome patients. *Female Pelvic Med Reconstr Surg* 2011; 17: 36−39（V）

18）Friedlander JI, Shorter B, Moldwin RM. Diet and its role in interstitial cystitis/bladder pain syndrome（IC/BPS）and comorbid conditions. *BJU Int* 2012; 109: 1584−1591（V）

19）Koziol JA, Clark DC, Gittes RF, Tan EM. The natural history of interstitial cystitis: a survey of 374 patients. *J Urol* 1993; 149: 465−469（V）

20）Nguan C, Franciosi LG, Butterfield NN, Macleod BA, Jens M, Fenster HN. A prospective, double-blind, randomized cross-over study evaluating changes in urinary pH for relieving the symptoms of interstitial cystitis. *BJU Int* 2005; 95: 91−94（II）

21）Gillespie L. Metabolic appraisal of the effects of dietary modification on hypersensitive bladder symptoms. *Br J Urol* 1993; 72: 293−297（V）

22）Parsons CL, Shaw T, Berecz Z, Su Y, Zupkas P, Argade S. Role of urinary cations in the aetiology of bladder symptoms and interstitial cystitis. *BJU Int* 2014; 114: 286−293（V）

23）Oh-Oka H. Clinical efficacy of 1-year intensive systematic dietary manipulation as complementary and alternative medicine therapies on female patients with interstitial cystitis/bladder pain syndrome. *Urology* 2017; 106: 50−54（V）

治療-2　薬物治療

IC/BPS 治療薬の作用点を，1) 中枢性感作，2) リンパ球・肥満細胞の活性化，3) 免疫反応・炎症，4) 膀胱上皮障害，5) 尿アルカリ化，6) 感染，に分けて記述する。また，英文での報告はないが，わが国では使用されている漢方薬についても記述する。

1. 中枢性感作 (Central sensitization)

1) アミトリプチリン (Amitriptyline)

PubMed の検索を "interstitial cystitis OR bladder pain syndrome" と "amitriptyline" のキーワードで行い，英文で 40 編を得た。うち 4 編を引用した。

推奨グレード：B

> ある程度の有効性の根拠があり (レベル 2)，重大な副作用は少ない。

Hanno らがうつ病のバックグラウンドをもつ IC/BPS 患者に amitriptyline を使用したところ，下部尿路症状も改善したことより，治療への可能性を見出した[1]。Amitriptyline には，① セロトニンやノルアドレナリンの再取込みを抑制して中枢神経の痛み刺激の伝達を抑える，② ヒスタミン H_1 受容体をブロックして肥満細胞の活動を抑制する，③ 抗コリン作用により膀胱の収縮を抑制する，などの薬理作用がある[2]。現在までに 2 つの RCT による報告がある。

van Ophoven らは 25 mg から 100 mg までの投与量で 4 カ月間治療した。Amitriptyline 群では 42% で症状・問題スコアが 30% 以上改善したのに比べて，プラセボ群で改善がみられたのは 13% のみであった[2]。一方，Foster らは 10 mg から 75 mg までの投与量で 3 カ月間治療した。Intention-to-treat 解析で amitriptyline 群とプラセボ群で治療効果に有意差は認められなかったが (55% vs 45%，$p = 0.12$)，amitriptyline を 50 mg 以上投与しえた群では有意差が認められた (66% vs 47%，$p = 0.01$)[3]。Amitriptyline による副作用は 88〜92% と高く，全身倦怠感，口渇，便秘，めまいなどがあげられるが，問題となる副作用は少ない[2,3]。29 の RCT と 57 の非 RCT を用いたメタ解析では，amitriptyline と cyclosporine A が IC/BPS の治療薬として有用であると報告されている[4]。

2) デュロキセチン (Duloxetine)

PubMed の検索を "interstitial cystitis OR bladder pain syndrome" と "duloxetine" のキーワードで行い，英文で 4 編を得た。うち 1 編を引用した。

推奨グレード：D

　　有効性の根拠は乏しく（レベル5），副作用も少なくない。

　Duloxetine にはセロトニンやノルアドレナリンの再取込みを抑制して中枢神経の痛み刺激の伝達を抑える作用があり，中枢性感作に対する治療効果が期待される[5]。

　van Ophoven らは48例の IC/BPS 患者に対して，1日最大80 mg まで2カ月間治療した。その結果，5例（10%）に治療効果が認められたが，17例（35%）は吐気のため，内服継続が困難であった。また，膀胱痛，尿意切迫感，頻尿などの臨床症状に有意な改善は認められなかったと報告している[6]。

3）ガバペンチン，プレガバリン（Gabapentin, Pregabalin）

　PubMed の検索を "interstitial cystitis OR bladder pain syndrome" と "gabapentin OR pregabalin" のキーワードで行い，英文で13編を得た。うち1編を引用した。

推奨グレード：C1

　　有効性の根拠は低いが（レベル5），有効とする報告もある（レベル5）。重大な副作用は少ない。

　Gabapentin には抗けいれん作用のほかに，脳や脊髄後角の $\alpha_2\delta$ カルシウムチャネルに作用して，神経因性疼痛（neuropathic pain）を軽減させる作用がある[7]。

　Sasaki らは慢性骨盤痛の患者21例に対して，1日最大2,100 mg まで6カ月間治療した。その結果，10例（48%）に疼痛の改善が認められたが，4例（16%）がめまいや眠気のため，内服継続が困難であった。また，IC/BPS 患者は8例中5例（63%）に有効性が認められた[8]。

4）トラマドール（Tramadol）

　PubMed で "interstitial cystitis OR bladder pain syndrome" と "tramadol" のキーワードで検索したが，報告はなかった。

推奨グレード：C1

　　有効性の根拠は低いが（レベル5），重大な副作用は少ない。

　Tramadol は μ オピオイド受容体の刺激作用のほかに，セロトニンやノルアドレナリンの再取込み抑制作用も有する[9]。メタ解析ではオピオイドの神経因性疼痛に対する有用性は示唆されているが[10]，現在のところ IC/BPS 患者に使用した報告はない。

2. リンパ球・肥満細胞の活性化（Lymphocyte/Mast cell activation）

1）ヒドロキシジン（Hydroxyzine）

PubMed の検索を "interstitial cystitis OR bladder pain syndrome" と "hydroxyzine" のキーワードで行い，英文で 22 編を得た。うち 2 編を引用した。

推奨グレード：C1

**　有効でないとする根拠のほうが高いが（レベル 3），有効とする報告もある（レベル 5）。重大な副作用は少ない。**

IC/BPS では膀胱内の肥満細胞数が増加し，それらが脱顆粒を起こし，症状を発生させる要因の一つになっている[11]。Minogiannis はヒスタミン H_1 受容体の拮抗薬である hydroxyzine がカルバコールによる肥満細胞の活性化を阻害することを動物実験で証明した。一方，その他のヒスタミン H_1 受容体拮抗薬には肥満細胞の活性化阻害作用は認められていない[12]。

Theoharides らによる 140 例の検討では 40% に症状の改善を認め，副作用については多くの症例で眠気を感じ，50 mg を内服した 2 例で尿閉になったと報告している[13]。これに対し，Sant らの RCT における有効率は hydroxyzine 群で 31%，プラセボ群で 20% であり，有意差は認められなかった[14]。Hydroxyzine の治療効果は不明瞭であるが，アレルギー体質の患者には有用かもしれない[15]。

2）シメチジン（Cimetidine）

PubMed の検索を "interstitial cystitis OR bladder pain syndrome" と "cimetidine" のキーワードで行い，英文で 8 編を得た。うち 4 編を引用した。

推奨グレード：C1

**　ある程度の有効性の根拠があり（レベル 3），重大な副作用は少ない。**

Seshadri らは 9 例に対して 300 mg を 1 日 2 回，1 カ月間投与し，6 例で何らかの改善を示し，4 例で症状の完全寛解を得たと報告している[16]。Lewi は 31 例に対して 200 mg を 1 日 3 回投与し，6 カ月のフォローアップで 71% に何らかの改善，45% に疼痛の消失，26% で症状の寛解を得たと報告している[17]。その後の報告では 69 例に 4 年以上治療を行い，67% ですべての症状の完全寛解を得たとしている[18]。Thilagarajah らは 36 例に対して 400 mg を 1 日 2 回，3 カ月間投与した RCT を報告している。その結果，プラセボ群と比較して症状スコアが 19 点から 11 点と有意に改善した[19]。問題となる副作用は報告されていない。

一方，組織病理学的検討の報告では，肥満細胞の増加と cimetidine に対する反応性とは特に関係はなかったとしている[20]。

3) スプラタスト（Suplatast）

PubMed の検索を "interstitial cystitis OR bladder pain syndrome" と "suplatast" のキーワードで行い，英文で 7 編を得た。うち 1 編を引用した。

推奨グレード：C1

> 有効性の根拠は低いが（レベル 5），有効とする報告もある（レベル 5）。重大な副作用は少ない。

Suplatast はヘルパー T 細胞による IgE の産生や IL-4，IL-5 の産生を抑える働きがある[21]。

Ueda らは 14 例の患者に対して 300 mg を 12 カ月間投与したところ，膀胱容量の増加と症状スコアの改善があり，特に大きな副作用もなく，14 例中 12 例（85.7%）が良好な反応を示したと報告している[22]。

4) モンテルカスト（Montelukast）

PubMed の検索を "interstitial cystitis OR bladder pain syndrome" と "montelukast" のキーワードで行い，英文で 6 編を得た。うち 1 編を引用した。

推奨グレード：C1

> 有効性の根拠は低いが（レベル 5），有効とする報告もある（レベル 5）。重大な副作用は少ない。

肥満細胞が活性化するとロイコトリエン D_4 が産生され，症状を誘発することが報告されている[23]。

Montelukast はロイコトリエン D_4 受容体拮抗薬であり，Bouchelouche らは，膀胱内に肥満細胞浸潤（28 個/mm² 以上）を認める 10 例の患者に対して，10 mg を 3 カ月間投与した。その結果，1 日の排尿回数は 17.4 回から 12.0 回，夜間排尿回数は 4.5 回から 2.8 回，膀胱痛スケールは 46.8 mm から 19.6 mm へ有意に減少した[24]。

3. 免疫反応・炎症（Immunological response，Inflammation）
1) シクロスポリン A，タクロリムス（Cyclosporine A，Tacrolimus）

PubMed の検索を "interstitial cystitis OR bladder pain syndrome" と "cyclosporine A OR tacrolimus" のキーワードで行い，英文で 26 編を得た。うち 4 編を引用した。

推奨グレード：C1

> HIC である程度の有効性の根拠がある（レベル 3）。ただし，副作用は少なくない。

Cyclosporine A（CyA）はカルシニューリンによる細胞内情報伝達を阻害することによ

り，IL-2 の産生や T 細胞関連の免疫反応を抑制するため，腎移植後や自己免疫疾患の治療に使用されている[25]。

Sairanen らは CyA を 1.5 mg/kg，1 日 2 回内服と pentosan polysulfate sodium（PPS）を 100 mg，1 日 3 回内服の RCT を施行した。6 カ月後の global response assessment（GRA）の評価で CyA 群は 75%，PPS 群は 19% で有効であり，CyA 群のほうが有意な改善を認めた[26]。ただし，高血圧，腎機能障害，脱毛症などの副作用には十分な注意が必要である。また，Forrest らは HIC 患者 34 例と NHIC 患者 10 例の治療効果を後ろ向きに比較検討した。その結果，HIC の 23 例（68%），NHIC の 3 例（30%）に効果を認めたことより，CyA は HIC により有用であると報告している[27]。

一般に，tacrolimus は CyA より免疫抑制効果が高いといわれている。Kaneko らは難治性の HIC 患者に対して，tacrolimus を 1 日 2 mg と prednisolon を 1 日 10 mg の併用療法は有効であったと報告している[28]。また，Giannantoni らは IC/BPS 治療に関する 29 の RCT と 57 の非 RCT をメタ解析した。その結果，amitriptyline と CyA が IC/BPS の治療薬として有用であったと報告している[4]。東アジア，AUA，カナダの GL の中で，難治性の HIC 患者に対する治療薬として，CyA が記載されている[15, 29, 30]。

2）アセトアミノフェン，セレコキシブ（Acetaminophen, Celecoxib）

PubMed の検索を "interstitial cystitis OR bladder pain syndrome" と "acetaminophen OR celecoxib" のキーワードで行い，英文で 72 編を得た。うち 2 編を引用した。

推奨グレード：C1

有効性の根拠は低いが（レベル 5），短期間の使用で重大な副作用は少ない。

プロスタグランジンの産生を抑制する NASIDs には抗炎症作用があり，IC/BPS を含む慢性骨盤痛には有効である[31]。ただし，IC/BPS 患者に対する NASIDs を用いた RCT はない。長期間の使用で，消化管症状，心血管症状等の副作用があるため，選択的 COX-2 阻害薬（celecoxib）の使用が推奨されている[12]。

3）ステロイド（Prednisolone）

PubMed の検索を "interstitial cystitis OR bladder pain syndrome" と "steroid" のキーワードで行い，英文で 79 編を得た。うち 2 編を引用した。

推奨グレード：C1

有効性の根拠は低いが（レベル 5），HIC で有効とする報告もある（レベル 5）。短期間の使用で重大な副作用は少ない。

ステロイドは NF-κB 炎症パスウェイや IL-2 の産生を抑制し，様々な炎症性サイトカインや T 細胞の活性化を抑制する[32]。

Soucy らは 14 例の初期治療に抵抗性の HIC 患者に対して，prednisolone 25 mg を 1〜2 カ月間投与後，症状に応じて徐々に減量した。症状・問題スコアは 22%，痛みは 69% と有意に減少した。副作用として，糖尿病の出現や増悪，肺炎，高血圧が 4 例に認められた。以上より，HIC 患者の疼痛コントロールに prednisolone は有用であったと報告している [33]。また，Hosseini らも HIC 患者に対して prednisolone を投与した結果，15 例中 7 例（47%）に有効であったと報告している [34]。

長期間ステロイドを投与し続けることは副作用の観点から推奨されないが，HIC 患者に対して症状の増悪に応じた短期間の使用はありうると考えられる [30]。

4）アルギニン（L-arginine）

PubMed の検索を "interstitial cystitis OR bladder pain syndrome" と "L-arginine" のキーワードで行い，英文で 14 編を得た。うち 3 編を引用した。

推奨グレード：D

有効性の根拠は低く（レベル 5），無効とする根拠のほうが高い（レベル 2）。重大な副作用は少ない。

Smith らは nitric oxide synthase（NOS）の活性は尿路感染やその後の炎症によって上昇するが，IC では低下していることを見出した [35]。NOS の基質である L-arginine は NOS の活性を高める作用がある。11 例の IC/BPS 患者に 1.5 g を 6 カ月間投与したところ，10 例（91%）で排尿時痛，下腹部痛，尿道や腟の疼痛が軽減し，頻尿も改善したと報告している [35]。しかし，Korting らの 53 例を対象とした RCT，および Cartledge らの 16 例を対象にした RCT とも有意な効果は認められなかった [36,37]。

副作用については生理の遅延，夜間の発汗，悪心をそれぞれ 1 例ずつ認めた [37]。

5）アダリムマブ，セルトリズマブ ペゴル （Adalimumab, Certolizumab pegol）

PubMed の検索を "interstitial cystitis OR bladder pain syndrome" と "adalimumab OR certolizumab pegol" のキーワードで行い，英文で 5 編を得た。うち 2 編を引用した。

推奨グレード：C1

有効と有効でないとする報告がある（レベル 3）。重大な副作用は少ない。

マクロファージ，T 細胞，B 細胞など多くの細胞が TNFα を産生し，炎症反応を誘導する様々な因子を活性化させる。

Bosch は IC/BPS 患者に対して，TNFα のモノクローナル抗体である adalimumab を用いた RCT を施行した。IC/BPS 患者 43 例に対して，adalimumab（21 例）とプラセボ（22 例）を 2 週ごとに 12 週間皮下注射した。その結果，症状・問題スコアは adalimumab 群で

27.8 から 19.9, プラセボ群で 27.7 から 19.6 とそれぞれ有意に改善した。また，GRA による評価でも adalimumab 群 11 例（53%），プラセボ群 11 例（50%）に改善が認められ，両群間に有意差は認められなかった。一方，問題となる副作用はなかった[38]。

同様に Bosch は IC/BPS 女性患者 42 例に対して，TNFαのモノクローナル抗体である certolizumab pegol（28 例）とプラセボ（14 例）を 0, 2, 4, 8 週に皮下注射し，18 週目で評価した。その結果，症状・問題スコアは certolizumab pegol 群では−5.1，−4.8，プラセボ群では−1.5，−1.8 であり，両群間に有意差が認められた。また，GRA による評価でも certolizumab pegol 群が 15 例（54%），プラセボ群が 1 例（7.1%）であり，プラセボ群と比較して certolizumab pegol 群で有意な改善が認められた。一方，問題となる副作用は認められなかった[39]。

4. 膀胱上皮障害（Dysfunctional bladder epithelium）

1）ポリ硫酸ペントサンナトリウム（Pentosan polysulfate sodium）

PubMed の検索を "interstitial cystitis OR bladder pain syndrome" と "pentosan polysulfate" のキーワードで行い，英文で 127 編を得た。うち 2 編を引用した。

推奨グレード：C1

有効性の根拠は低いが（レベル 3），有効と有効でないとする報告がある（レベル 3）。重大な副作用は少ない。

膀胱粘膜の非特異的な防御機構である glycosaminoglycan（GAG）層が欠損することによって膀胱壁の透過性が増し，慢性的な炎症を起こすことが IC/BPS の病態の一つであり[40]，その欠損部を修復するのが pentosan polysulfate sodium（PPS）である。さらに，GAG 層の修復のみならず，肥満細胞からのヒスタミン遊離を抑制する作用もある[41]。ただし，経口摂取では 1〜3% しか膀胱に到達しないため，3〜6 カ月以上の治療が必要となる[42]。

以前施行された 4 つの RCT によるメタ解析の結果，痛みの 37%，尿意切迫感の 28%，頻尿の 54%，夜間頻尿の 48% で 50% 以上の症状改善が認められた。一方，プラセボとの比較では，夜間頻尿を除く 3 症状で有意な改善が認められた[43]。また，368 例の IC/BPS 患者を対象として，プラセボ（118 例），PPS 100 mg を 1 日分 1（128 例），PPS 100 mg を 1 日分 3（122 例）の 3 群に分けて RCT を施行した。その結果，症状・問題スコアが 30% 以上改善した割合は，プラセボ群，PPS 100 mg（1 日分 1）群，PPS 100 mg（1 日分 3）群でそれぞれ 41%，40%，43% であり，各群間に有意差は認められなかった[44]。

PPS はこれまでに最も研究された IC/BPS 内服薬であり，アメリカの Food and Drug Administration（FDA）が認可した唯一の治療薬で，アメリカで最も使用されている薬剤である[45]。

5. 尿アルカリ化 (Urinary alkalinization)

1) クエン酸 (Citrate)

　PubMed の検索を "interstitial cystitis OR bladder pain syndrome" と "citrate" のキーワードで行い，英文で 5 編を得た。うち 1 編を引用した。

推奨グレード：C1

　　有効性の根拠は低いが（レベル 5），有効とする報告もある（レベル 5）。重大な副作用は少ない。

　Ueda らは 1 日の排尿回数が 8 回以上で，尿 pH が 6.2 以下の 50 例に対して，クエン酸カリウム 463 mg とクエン酸ナトリウム 390 mg の合剤（ウラリット®）を 1 日 3 回，2～4 週間投与した。その結果，1 日の排尿回数は 14.5 回から 13.5 回，膀胱痛は 7.8 回から 6.1 回と有意に減少し，尿 pH は 5.8 から 6.3 と有意に上昇した。また，尿 pH が 6.2 以上の症例は 6.2 未満の症例と比較して，臨床症状と QOL の有意な改善が認められたと報告している[46]。

6. 感染 (Infection)

1) 抗菌薬

　PubMed の検索を "interstitial cystitis OR bladder pain syndrome" と "antibiotics" のキーワードで行い，英文で 77 編を得た。うち 2 編を引用した。

推奨グレード：D

　　現在のところ，有効性を支持する報告はない（レベル 3）。

　Warren らは IC/BPS 患者 50 例に対して，抗菌薬（25 例）とプラセボ（25 例）を 18 週間投与した。抗菌薬は rifampin に加えて，doxycycline，erythromycin，metronidazole，clindamycin，amoxicillin，ciprofloxacin を 3 週間ずつ順に用いた。その結果，50% 以上の症状改善は抗菌薬群で 20%，プラセボ群で 16% であり，有意差は認められなかった。副作用として，吐気・嘔吐，下痢が抗菌薬群で有意に多かった[47]。また，Nickel らは IC/BPS 患者 100 例の尿路感染と臨床症状の関連を 2 年間追跡調査した。その結果，細菌尿の出現と臨床症状に有意な相関は認められず，抗菌薬を投与しても臨床症状は十分に改善しなかったと報告している[48]。

　したがって，現時点では尿培養が陰性の IC/BPS 患者に対して，抗菌薬は使用すべきでないと考えられる[30]。一方，現在の尿培養法では約 1/3 しか尿中の細菌を培養同定することができないといわれており[49]，IC/BPS 患者における尿路感染の有無を明確にするためには今後の更なる検査技術の進歩が期待される。

7. 漢方薬

　医中誌の検索を"間質性膀胱炎あるいは膀胱痛症候群"と"漢方"のキーワードで行い，日本文で28編を得た。うち1編を引用した。

推奨グレード：C1

　　有効性の根拠は低いが（レベル5），有効とする報告もある（レベル5）。重大な副作用は少ない。

　関口らはIC/BPS患者の疼痛緩和と自律神経失調症状の治療に西洋薬と漢方薬を併用し，有効であったと報告している。外来に通院している374例のIC/BPS患者の中で129例（35%）に漢方薬が使用され，漢方薬単独が34例（26%），西洋薬と漢方薬の併用が95例（74%）であった[50]。

　その代表的な漢方処方薬として，① 膀胱の炎症に対する治療：竜胆瀉肝湯12例，猪苓湯6例，② 口渇の治療：牛車腎気丸5例，清心蓮子飲4例，③ 冷えの治療：当帰四逆加呉茱萸生姜湯8例，加味逍遥散5例，④ 疲労の改善：補中益気湯7例，⑤ 便秘の治療：桃核承気湯7例であった。また，竜胆瀉肝湯や当帰四逆加呉茱萸生姜湯を内服すると胃腸障害を起こすIC/BPS患者に対しては安中散が処方されていた。IC/BPS患者は慢性疼痛に加えて自律神経失調症状に悩む患者が多いため，そのような患者に対して漢方薬は有用と思われる。

参考文献

1) Hanno PM, Wein AJ. Medical treatment of interstitial cystitis（other than Rimso-50/Elmiron）. *Urology* 1987; 29（4 Suppl）: 22–26（**V**）

2) van Ophoven A, Pokupic S, Heinecke A, Hertle L. A prospective, randomized, placebo controlled, double-blind study of amitriptyline for the treatment of interstitial cystitis. *J Urol* 2004; 172: 533–536（**II**）

3) Foster HE Jr, Hanno PM, Nickel JC, Payne CK, Mayer RD, Burks DA, Yang CC, Chai TC, Kreder KJ, Peters KM, Lukacz ES, FitzGerald MP, Cen L, Landis JR, Propert KJ, Yang W, Kusek JW, Nyberg LM; Interstitial Cystitis Collaborative Research Network. Effect of amitriptyline on symptoms in treatment naïve patients with interstitial cystitis/painful bladder syndrome. *J Urol* 2010; 183: 1853–1858（**I**）

4) Giannantoni A, Bini V, Dmochowski R, Hanno P, Nickel JC, Proietti S, Wyndaele JJ. Contemporary management of the painful bladder: a systematic review. *Eur Urol* 2012; 61: 29–53（**SysRv**）

5) Jones CK, Peters SC, Shannon HE. Efficacy of duloxetine, a potent and balanced serotonergic and noradrenergic reuptake inhibitor, in inflammatory and acute pain models in rodents. *J Pharmacol Exp Ther* 2005; 312: 726–732（**V**）

6) van Ophoven A, Hertle L. The dual serotonin and noradrenaline reuptake inhibitor duloxetine for the treatment of interstitial cystitis: results of an observational study. *J Urol* 2007; 177: 552–555（**V**）

7) Rose MA, Kam PC. Gabapentin: pharmacology and its use in pain management. *Anaesthesia* 2002; 57: 451–462（**V**）

8) Sasaki K, Smith CP, Chuang YC, Lee JY, Kim JC, Chancellor MB. Oral gabapentin（neurontin）treatment of refractory genitourinary tract pain. *Tech Urol* 2001; 7: 47–49（**V**）

9) Raffa RB, Friderichs E, Reimann W, Shank RP, Codd EE, Vaught JL. Opioid and nonopioid components independently contribute to the mechanism of action of tramadol, an 'atypical' opioid analgesic. *J Pharmacol Exp Ther* 1992; 260: 275–285（**V**）

10) McNicol ED, Midbari A, Eisenberg E. Opioids for neuropathic pain. *Cochrane Database Syst Rev* 2013;（8）: CD006146（**SysRv**）

11）Minogiannis P, El-Mansoury M, Betances JA, Sant GR, Theoharides TC. Hydroxyzine inhibits neurogenic bladder mast cell activation. *Int J Immunopharmacol* 1998; 20: 553–563（Ⅴ）

12）Gardella B, Porru D, Allegri M, Bogliolo S, Iacobone AD, Minella C, Nappi RE, Ferrero S, Spinillo A. Pharmacokinetic considerations for therapies used to treat interstitial cystitis. *Expert Opin Drug Metab Toxicol* 2014; 10: 673–684（Ⅴ）

13）Theoharides TC, Sant GR. Hydroxyzine therapy for interstitial cystitis. *Urology* 1997; 49（5 Suppl）: 108–110（Ⅴ）

14）Sant GR, Propert KJ, Hanno PM, Burks D, Culkin D, Diokno AC, Hardy C, Landis JR, Mayer R, Madigan R, Messing EM, Peters K, Theoharides TC, Warren J, Wein AJ, Steers W, Kusek JW, Nyberg LM; Interstitial Cystitis Clinical Trials Group. A pilot clinical trial of oral pentosan polysulfate and oral hydroxyzine in patients with interstitial cystitis. *J Urol* 2003; 170: 810–815（Ⅱ）

15）Cox A, Golda N, Nadeau G, Curtis Nickel J, Carr L, Corcos J, Teichman J. CUA guideline: Diagnosis and treatment of interstitial cystitis/bladder pain syndrome. *Can Urol Assoc J* 2016; 10: E136–E155（GL）

16）Seshadri P, Emerson L, Morales A. Cimetidine in the treatment of interstitial cystitis. *Urology* 1994; 44: 614–616（Ⅴ）

17）Lewi H. Cimetidine in treatment of interstitial cystitis. *Urology* 1995; 45: 1088（Ⅴ）

18）Lewi H. Medical therapy in interstitial cystitis: the Essex experience. *Urology* 2001; 57（6 Suppl 1）: 120（ICBR-48）（Ⅴ）

19）Thilagarajah R, Witherow RO, Walker MM. Oral cimetidine gives effective symptom relief in painful bladder disease: a prospective, randomized, double-blind placebo-controlled trial. *BJU Int* 2001; 87: 207–212（Ⅱ）

20）Dasgupta P, Sharma SD, Womack C, Blackford HN, Dennis P. Cimetidine in painful bladder syndrome: a histopathological study. *BJU Int* 2001; 88: 183–186（Ⅴ）

21）Tsukagoshi H, Nagashima M, Horie T, Oyama T, Yoshii A, Sato T, Iizuka K, Dobashi K, Mori M. Kimura's disease associated with bronchial asthma presenting eosinophilia and hyperimmunoglobulinemia E which were attenuated by suplatast tosilate（IPD-1151T）. *Intern Med* 1998; 37: 1064–1067（Ⅴ）

22）Ueda T, Tamaki M, Ogawa O, Yamauchi T, Yoshimura N. Improvement of interstitial cystitis symptoms and problems that developed during treatment with oral IPD-1151T. *J Urol* 2000; 164: 1917–1920（Ⅴ）

23）Bouchelouche K, Horn T, Nordling J, Larsen S, Hald T. The action of cysteinyl-leukotrienes on intracellular calcium mobilization in human detrusor myocytes. *BJU Int* 2001; 87: 690–696（Ⅴ）

24）Bouchelouche K, Nordling J, Hald T, Bouchelouche P. The cysteinyl leukotriene D4 receptor antagonist montelukast for the treatment of interstitial cystitis. *J Urol* 2001; 166: 1734–1737（Ⅴ）

25）Moroni G, Doria A, Ponticelli C. Cyclosporine（CsA）in lupus nephritis: assessing the evidence. *Nephrol Dial Transplant* 2009; 24: 15–20（Ⅴ）

26）Sairanen J, Tammela TL, Leppilahti M, Multanen M, Paananen I, Lehtoranta K, Ruutu M. Cyclosporine A and pentosan polysulfate sodium for the treatment of interstitial cystitis: a randomized comparative study. *J Urol* 2005; 174: 2235–2238（Ⅱ）

27）Forrest JB, Payne CK, Erickson DR. Cyclosporine A for refractory interstitial cystitis/bladder pain syndrome: experience of 3 tertiary centers. *J Urol* 2012; 188: 1186–1191（Ⅴ）

28）Kaneko G, Nishimoto K, Ito Y, Uchida A. The combination therapy of prednisolone and tacrolimus for severe painful bladder syndrome/interstitial cystitis. *Can Urol Assoc J* 2012; 6: E46–E49（Ⅴ）

29）Homma Y, Ueda T, Tomoe H, Lin AT, Kuo HC, Lee MH, Oh SJ, Kim JC, Lee KS. Clinical guidelines for interstitial cystitis and hypersensitive bladder updated in 2015. *Int J Urol* 2016; 23: 542–549（GL）

30）Hanno PM, Burks DA, Clemens JQ, Dmochowski RR, Erickson D, Fitzgerald MP, Forrest JB, Gordon B, Gray M, Mayer RD, Newman D, Nyberg L Jr, Payne CK, Wesselmann U, Faraday MM; Interstitial Cystitis Guidelines Panel of the American Urological Association Education and Research, Inc. AUA guideline for the diagnosis and treatment of interstitial cystitis/bladder pain syndrome. *J Urol* 2011; 185: 2162–2170（GL）

31）Fall M, Baranowski AP, Elneil S, Engeler D, Hughes J, Messelink EJ, Oberpenning F, de C Williams AC; European Association of Urology. EAU guidelines on chronic pelvic pain. *Eur Urol* 2010; 57: 35–48（GL）

32）Ogawa T, Ishizuka O, Ueda T, Tyagi P, Chancellor MB, Yoshimura N. Pharmacological management of interstitial cystitis/bladder pain syndrome and the role cyclosporine and other immunomodulating drugs play. *Expert Rev Clin Pharmacol* 2018; 11: 495–505（Ⅴ）

33）Soucy F, Grégoire M. Efficacy of prednisone for severe refractory ulcerative interstitial cystitis. *J Urol* 2005; 173: 841–843（Ⅴ）

34）Hosseini A, Ehrén I, Wiklund NP. Nitric oxide as an objective marker for evaluation of treatment response in patients with classic interstitial cystitis. *J Urol* 2004; 172: 2261–2265（V）

35）Smith SD, Wheeler MA, Foster HE Jr, Weiss RM. Improvement in interstitial cystitis symptom scores during treatment with oral L-arginine. *J Urol* 1997; 158: 703–708（V）

36）Korting GE, Smith SD, Wheeler MA, Weiss RM, Foster HE Jr. A randomized double-blind trial of oral L-arginine for treatment of interstitial cystitis. *J Urol* 1999; 161: 558–565（II）

37）Cartledge JJ, Davies AM, Eardley I. A randomized double-blind placebo-controlled crossover trial of the efficacy of L-arginine in the treatment of interstitial cystitis. *BJU Int* 2000; 85: 421–426（II）

38）Bosch PC. A randomized, double-blind, placebo controlled trial of adalimumab for interstitial cystitis/bladder pain syndrome. *J Urol* 2014; 191: 77–82（II）

39）Bosch PC. A randomized, double-blind, placebo-controlled trial of certolizumab pegol in women with refractory interstitial cystitis/bladder pain syndrome. *Eur Urol* 2018; 74: 623–630（II）

40）Lilly JD, Parsons CL. Bladder surface glycosaminoglycans is a human epithelial permeability barrier. *Surg Gynecol Obstet* 1990; 171: 493–496（V）

41）Chiang G, Patra P, Letourneau R, Jeudy S, Boucher W, Green M, Sant GR, Theoharides TC. Pentosan-polysulfate inhibits mast cell histamine secretion and intracellular calcium ion levels: an alternative explanation of its beneficial effect in interstitial cystitis. *J Urol* 2000; 164: 2119–2125（V）

42）Mulholland SG, Hanno P, Parsons CL, Sant GR, Staskin DR. Pentosan polysulfate sodium for therapy of interstitial cystitis. A double-blind placebo-controlled clinical study. *Urology* 1990; 35: 552–558（V）

43）Hwang P, Auclair B, Beechinor D, Diment M, Einarson TR. Efficacy of pentosan polysulfate in the treatment of interstitial cystitis: a meta-analysis. *Urology* 1997; 50: 39–43（Meta）

44）Nickel JC, Herschorn S, Whitmore KE, Forrest JB, Hu P, Friedman AJ, Baseman AS. Pentosan polysulfate sodium for treatment of interstitial cystitis/bladder pain syndrome: insights from a randomized, double-blind, placebo controlled study. *J Urol* 2015; 193: 857–862（I）

45）Sun Y, Fang Z, Ding Q, Zheng J. Effect of amitriptyline in treatment interstitial cystitis or bladder pain syndrome according to two criteria: does ESSIC criteria change the response rate? *Neurourol Urodyn* 2014; 33: 341–344（V）

46）Ueda T, Yoshida T, Tanoue H, Ito M, Tamaki M, Ito Y, Yoshimura N. Urine alkalization improves the problems of pain and sleep in hypersensitive bladder syndrome. *Int J Urol* 2014; 21: 512–517（V）

47）Warren JW, Horne LM, Hebel JR, Marvel RP, Keay SK, Chai TC. Pilot study of sequential oral antibiotics for the treatment of interstitial cystitis. *J Urol* 2000; 163: 1685–1688（II）

48）Nickel JC, Shoskes DA, Irvine-Bird K. Prevalence and impact of bacteriuria and/or urinary tract infection in interstitial cystitis/painful bladder syndrome. *Urology* 2010; 76: 799–803（V）

49）Lewis DA, Brown R, Williams J, White P, Jacobson SK, Marchesi JR, Drake MJ. The human urinary microbiome; bacterial DNA in voided urine of asymptomatic adults. *Front Cell Infect Microbiol* 2013; 3: 41（V）

50）関口由紀，畔越陽子，河路かおる，長崎直美，永井美江，金子容子，吉田 実，窪田吉信．間質性膀胱炎/慢性骨盤痛症候群に対し漢方併用療法が効果的であった4例．日東医誌 2014; 65: 268–272（V）

10 治療-3　膀胱内注入療法

1. ジメチルスルホキシド（Dimethyl sulfoxide: DMSO）

　PubMed の検索を "interstitial cystitis OR bladder pain syndrome" AND "intravesical" AND "DMSO" のキーワードで行い，前回検索後に 8 編を追加した 18 編を引用した。

推奨グレード：B

　　有効性の根拠があり（レベル 2），重大な副作用は少ない。

　DMSO は炎症抑制，筋弛緩，鎮痛，コラーゲンの分解，肥満細胞の脱顆粒などの作用があるといわれ，IC/BPS の治療としては古くから使用されている。しかし，作用機序が十分解明されてはいない。

　Peeker らの報告は，RCT で，最大膀胱容量の改善は認めなかったものの，HIC において頻尿と疼痛を有意に改善したとしている[1]。Tomoe らは，HIC に有効であったが NHIC には効果はなかったと報告している[2]。Perez-Marrero らの非無作為化対照試験では，主観的評価で 53% が著しく改善（プラセボ 18%）し，客観的評価で 93% が改善（プラセボ 35%）していた[3]。その他の報告でも 80% 前後の改善率が報告されている[4-10]。DMSO とヒドロコルチゾンやトリアムシノロン，ブピバカイン，ヘパリンとのカクテル療法が行われ，約 60% の改善が報告されているが[11-15]，DMSO 単独治療と比して優れた効果とはいえない。このほか BCG との RCT において，自己評価は DMSO が勝っていたが健康関連 QOL では同等であったとの報告がある[16]。

　副作用は HIC で少なかったとの報告もあるが[17]，Sant によると，ほとんどの症例で注入後ニンニク臭を自覚し 1〜2 日以内に消失，約 10% で膀胱の痙攣や刺激症状を訴えるも自然に終息するとされる[18]。この一過性の増悪は，肥満細胞の脱顆粒が関係していると推定される。重大な副作用は知られていないが，動物実験では白内障の報告があるので，眼科での定期検査が望ましいだろう。また，本剤は同時に注入したほかの薬剤の吸収を促進する危険性があると思われる。

　統一された注入方法はないが，通常は，生理食塩水または蒸留水を用いて無菌的に作成された 50% DMSO 溶液を注入する。注入直後に痛みが生じる場合には，注入前に局所麻酔薬（たとえば 4% lidocaine 溶液 20 mL）で麻酔を行うこともある。膀胱内の保持時間は 10 分から 20 分とされるが[18]，もっと短時間または長時間保持させることもある。注入間隔は週 1 回を何回か（たとえば 8 回）行い，経過がよければ間隔をあける（たとえば月 1 回）。治療期間には上限はないが，長期間の効果は不明である。注入時にはニンニク臭がする。米国では承認されているが，本邦では現在臨床試験中である。

間質性膀胱炎・膀胱痛症候群診療ガイドライン　53

2. ヘパリン (Heparin)

PubMed の検索を "interstitial cystitis OR bladder pain syndrome" AND "intravesical" AND "heparin" のキーワードで行い，前回検索後に6編を追加した8編を引用した。

推奨グレード：C1

ある程度の有効性の根拠があり（レベル3），重大な副作用は少ない。

尿路上皮の表面にはムコ多糖の一種である glycosaminoglycan（GAG）の層があり，非特異的な防御機構の役割をしている。これが欠損・変性し，膀胱粘膜の透過性が高まり炎症を起こすことが IC/BPS の病態の一つと考えられている。Heparin は GAG の類似物質で，それを膀胱内に注入することにより，GAG 層の欠損が修復されることが期待される。

Kuo の報告では，IPSS が有意に改善し，初発尿意膀胱容量，最大膀胱容量が有意に改善したとしている[19]。Parsons らの報告では56%において症状の軽減をみたとしている[20]。Welk らは，性交痛を有する IC/BPS 患者の57%で性交痛が消失したと報告した[21]。近年の研究は lidocaine 加 heparin や，重曹，ヒドロコルチゾン，末梢神経変調療法などを加えた報告となっている[22-26]。Parsons らの報告では，2% lidocaine 加（94%）が1% lidocaine 加（75%）より注入後20分の痛みと尿意切迫感の消失に有効であった[22]。また，二重盲検クロスオーバー試験で，lidocaine 加 heparin は12時間後の痛みと尿意切迫感を軽減した[23]。その他の報告でも注入直後の有効性が示されたが[24,25]，Nomiya らは，注入後1カ月，2カ月，1年の有効率は各々90.0%，46.7%，16.7%と報告した[25]。しかし，カクテル療法では lidocaine の効果が加わっている可能性が否定できない。

副作用については，全身の凝固系に影響を与えることはなく，重大なものは記載されていない。ただし，血尿のある症例では出血を増悪させる危険があると思われる。

統一された注入方法はないが，通常は，heparin 10,000 単位（10 mL）を注入する。注入に伴う疼痛はないので，麻酔の必要はなく膀胱内の保持時間も長時間が可能である。注入間隔は DMSO より頻回に行われ，週2〜3回を数カ月間行うとされる。通院が不可能な場合は自己導尿を指導し，患者に注入させることも可能であろう。治療期間には上限はないが，長期間の効果は不明である。出血傾向には注意が必要であろう。

3. ヒアルロン酸 (Hyaluronic acid)

PubMed の検索を "interstitial cystitis OR bladder pain syndrome" AND "intravesical" AND "hyaluronic acid" のキーワードで行い，前回検索後に8編を追加した12編を引用した。

推奨グレード：C1

ある程度の有効性の根拠があり（レベル3），重大な副作用は少ない。

Hyaluronic acid は heparin 同様ムコ多糖の一種で，膀胱の粘膜を被い GAG 層を修復す

る可能性がある。8編[27-34]の有効性を示唆する報告がある。大きな副作用は知られていない。

　Cervigniら[35]，Porruら[36]，Sherifら[37]はhyaluronic acidとchondroitin sulfateを膀胱内注入し，5カ月後，12週後，3カ月後に有意に症状が改善したことを報告した。Shaoらは膀胱水圧拡張術後に，11例は手術単独，20例はhyaluronic acid，16例はheparinの膀胱内注入を併用したところ，hyaluronic acid併用群が最も改善率が高かったと報告した[38]。

4. コンドロイチン硫酸（Chondroitin sulfate）

　PubMedの検索を"interstitial cystitis OR bladder pain syndrome" AND "intravesical" AND "chondroitin sulfate"のキーワードで行い，前回検索後に11編を追加した12編を引用した。

推奨グレード：C2

　　有効性の根拠はあるが（レベル2），RCTでは対照群と有意差がなかった（レベル2）。重大な副作用は少ない。

　Chondroitin sulfateはheparinやhyaluronic acidと同じムコ多糖であり，有効性が示唆される。6編の有効性を示唆する報告があり[39-43]，Tutoloらはintention to treat populationによるDMSO（22例）との試験でchondroitin sulfate（14例）がより有効であったと報告し[42]，Gülpınarらはhyaluronic acidとの前向きRCT（各21例）で，ともに有効であるもののchondroitin sulfateは排尿回数，IC問題スコアでより有効であったことを報告した[43]。しかし，Nickelらは非盲検試験では60%のレスポンダーを得たものの[40]，2度にわたるRCTにおいて，対照群と症状の改善に有意差を認めなかったと報告した[44,45]。

　このほか，chondroitin sulfateとhyaluronic acidの併用膀胱内注入の報告が7編あり[35-37,46-50]，いずれも有効性を示唆した。CervigniらはDMSOとの無作為化非盲検試験において，chondroitin sulfateとhyaluronic acidの併用はQOLでは有意差はないが，疼痛をより有意に改善し，副作用も少なかったと報告した[50]。

5. ポリ硫酸ペントサンナトリウム
（Pentosan polysulfate sodium: PPS）

　PubMedの検索を"interstitial cystitis OR bladder pain syndrome" AND "intravesical" AND "pentosan polysulfate"のキーワードで行い，前回検索後に1編を追加した2編を引用した。

推奨グレード：C2

　　有効性の根拠は低い（レベル3）。重大な副作用は少ない。

Pentosan polysulfate sodium（PPS）はヘパリン様物質でムコ多糖の一種である。ほかの類似物質と同じく GAG の欠損を補い症状を緩和する可能性がある。Bade らは二重盲検試験で，有意差はないが有効性を示唆する報告をした[51]。Davis らは RCT で PPS の内服および膀胱内注入併用群（21 例）と内服およびプラセボ膀胱内注入群（20 例）を比較し，併用群で有意に症状が改善したと報告した[52]。

6. カプサイシン，レジニフェラトキシン（Capsaicin, Resiniferatoxin）

PubMed の検索を"interstitial cystitis OR bladder pain syndrome" AND "intravesical" AND "capsaicin"のキーワードで行い，前回検索後追加論文はなく，1 編を引用した。"resiniferatoxin"では前回検索後に 4 編を追加した 5 編を引用した。

推奨グレード：C2

有効性はないとする根拠がある（レベル 2）。重大な副作用は少ない。

Capsaicin は C 線維（C-fiber）の神経毒で，神経を脱感作して症状を軽減する可能性が示唆される。Resiniferatoxin は capsaicin より強力な作用をもち，いち早く C 線維を脱感作するため，capsaicin にみられるような刺激が少ないとされる。Fagerli らは capsaicin の有効性を示唆した（5 例）[53]。

Resiniferatoxin の有効性を示唆する報告はあるが[54,55]，対象症例も少なく明らかな有用性は見出せない。副作用については特になかったと報告されている[54,56]。また，Payne らは RCT（163 例）において，対照群と 3 種の濃度の resiniferatoxin のいずれも症状を改善しなかったと報告し[57]，Ham らは RCT（18 例）で，膀胱水圧拡張術単独群と resiniferatoxin を併用した群はともに症状を改善したものの両群間で有意差はなかったと報告した[58]。

7. Bacillus Calmette-Guérin（BCG）

PubMed の検索を"interstitial cystitis OR bladder pain syndrome" AND "intravesical" AND "Bacillus Calmette-Guérin"のキーワードで行い，前回検索後に 5 編を追加した 8 編を引用した。

推奨グレード：D

有効性の根拠はあるが（レベル 2），無効とする根拠もある（レベル 2）。副作用も無視できない。

Zeidman らが治療に抵抗する 5 例に対して用い，症状の改善を報告したのが最初である[59]。Peters らは，RCT（30 例）において，BCG 膀胱内注入では 60% で症状が改善し，プラセボの 27% に対して有意であったと報告した[60]。副作用は，注入時に 65% で灼熱感，41% で膀胱刺激症状，35% で骨盤痛を認めたとしている。このほかにも BCG の有効性を示唆する論文はあり[61,62]，Irani らは，RCT で症状が 40% 以上改善したのは BCG

群で 73%，プラセボ群で 20% と報告した[63]。

しかし，Mayer らは RCT で 34 週後の patient reported global response assessment が BCG 21% 対プラセボ 12% で有意差がなかったと報告し[64]，その後に両群の無効例に対して再度 BCG を投与した 34 週後の有効性も前回とほぼ同じ 18% で[65]，68 週後でも BCG 群で 75%，プラセボ群でも 86% で症状改善が続いていた。これらから，BCG 膀胱内注入療法は日常的に勧められる治療ではないと結論した[66]。

Peeker らは RCT で BCG と DMSO を比較し，DMSO では HIC で有意に症状の改善をみたが，BCG では症状の改善をみなかった[1]。BCG の副作用はほかの注入療法に比べて大きい。

8. オキシブチニン（Oxybutynin）

PubMed の検索を "interstitial cystitis OR bladder pain syndrome" AND "intravesical" AND "oxybutynin" のキーワードで行い，前回検索後追加された論文はなく，1 編を引用した。

推奨グレード：C2

　ある程度の有効性の根拠はあるが（レベル 3），1 論文に限られている。副作用は少ないらしい。

Barbalias らは RCT で，初期尿意まで oxybutynin 溶解生理食塩水（24 例）または生理食塩水のみ（12 例）を緩徐に膀胱内注入したうえで日中の膀胱訓練を 1 週間続けた結果，両群とも症状の有意な改善を認め，oxybutynin 群では対照群より統計学的に有意に改善したと報告した[67]。副作用に関する記載はない。

9. リドカイン（Lidocaine）

PubMed の検索を "interstitial cystitis OR bladder pain syndrome" AND "intravesical" AND "lidocaine" のキーワードで行い，前回検索後に 7 編を追加した 14 編を引用した。

推奨グレード：C1

　有効性の根拠はあり（レベル 2），短時間で疼痛の軽減が得られるが，効果は短期間で消失する。重大な副作用は少ない。

本剤は局所麻酔薬であり，膀胱の知覚神経の麻酔作用で，疼痛を軽減することが期待される。薬物の吸収率の改善をねらった electromotive drug administration（EMDA）を利用した臨床研究 4 編[68-71] と症例報告 2 編[72, 73] がある。これはイオン化された薬物（lidocaine）を，電流を利用して能動的に膀胱に取り込ませる方法である。このうち 3 編では水圧拡張に引き続き，lidocaine と dexamethasone を注入している。EMDA を利用した報告は水圧拡張の効果も考える必要がある。

Henry らは，alkalinized lidocaine（AL）の有効性および薬物動態を報告した[74]。Nickel

らは，RCT で有効性を報告した[75]。Lv らは，hyaluronic acid（HA）と AL，HA＋AL の 3 群を比較し，2 週目では HA＋AL 群および AL 群で有効性を認めたが，24 週目では AL 群の効果はなくなり，HA＋AL 群と HA 群が有効であった（群間の有意差なし）と報告した[76]。

Lidocaine または AL＋heparin に関する 4 編の報告がある[25, 77–79]。Welk らは 57% で性交痛にも有効だったと報告し[78]，Parsons らは二重盲検クロスオーバー試験で注入 12 時間後の有効性を報告した[79]。いずれの報告も評価期間が短期で，効果は時間とともに減衰した。

Nickel らは，lidocaine 持続的放出システムの膀胱内留置で，28 日目に 64% が有効で 6 例中 5 例のハンナ病変が消失したと報告した[80]。

10. ステロイド（Steroid）

PubMed の検索を "interstitial cystitis OR bladder pain syndrome" AND "intravesical OR injection" AND "steroid" のキーワードで行い，1 編を得，これを含む 4 編を引用した。

推奨グレード：C1

有効性を示す報告はあるが，根拠は低い（レベル 4）。重大な副作用は少ない。

Steroid は炎症抑制効果があるが，全身投与による副作用を避けるため，局所投与が試みられている。なかでも長時間作用型の合成 steroid である triamcinolone が用いられることが多い。AUAGL でも HIC に対して，病変焼灼術と同時にまたは単独で施行することが推奨されている。

Schulte らが 9 例に対して，hydrocortone と hyaluronidase をハンナ病変中心および辺縁部膀胱壁内注入したのが最初である[81]。その後の研究では，triamcinolone acetonide をハンナ病変中心および辺縁部の粘膜下に注入し，頻尿，疼痛，PUF 症状スコアなどの有意な改善が報告されている[82–84]。

11. ボツリヌス毒素（Botulinum toxin）

PubMed の検索を "interstitial cystitis OR bladder pain syndrome" AND "intravesical" AND "botulinum toxin" のキーワードで行い，英文で 44 編を得，6 編を引用した。

推奨グレード：C1

ある程度の有効性の根拠があるが（レベル 3），反復治療を要する。重大な副作用は少ない。

Botulinum toxin は，コリン作動性神経からのアセチルコリンの放出抑制や膀胱求心路に対する抗侵害受容効果によって，症状を抑制すると考えられる[85]。治療後に尿中 NGF（nerve growth factor: 神経成長因子）の低下も報告されている[85, 86]。

Botulinum toxin A の膀胱粘膜下注入の有効性を示唆する 6 編の報告がある[85-90]。Smith らが botulinum toxin A を膀胱三角部および底部に注射し，3 カ月後に 69% で症状が改善したことを報告したのが最初である[87]。いずれの報告も，効果の持続は 3 カ月から 12 カ月であった。Liu らは，膀胱水圧拡張術と併用した効果を報告した[85]。Kuo らは，RCT で botulinum toxin A 注入＋膀胱水圧拡張術と膀胱水圧拡張術のみとを比較し，3 カ月後症状は両群とも改善したが，疼痛軽減と膀胱容量増加を認めたのは botulinum toxin A 併用群であったと報告した[89]。Pinto らは，三角部のみへの注入でも症状が改善したと報告した[86]。

Rappaport らは，botulinum toxin A を温度変化で液体から個体に変化するハイドロゲルと混ぜて膀胱内注入し緩徐に放出するデリバリーシステムを用い，12 週後の効果と安全性を報告した[90]。

12. リポソーム（Liposome）

PubMed の検索を "interstitial cystitis OR bladder pain syndrome" AND "intravesical" AND "liposome" のキーワードで行い，英文で 18 編を得，7 編を引用した。

推奨グレード：C2

> ある程度の有効性の根拠があり（レベル 3），重大な副作用はないが，研究レベルの域を出ない。

Liposome は水分によって分離された同心リン脂質二重層からなる小胞である。細胞表面に吸着し細胞と融合するため，ドラッグデリバリーや遺伝子治療のための媒体として使用される。さらに，liposome は細胞表面上に分子膜を作るため，創傷治癒を促進する治療薬となりうると考えられる[91]。

Liposome の有効性を示唆する 3 編[92-94]と 1 例[95]の症例報告がある。Chuang らが liposome 群（12 例）と PPS 内服群（12 例）を比較し，両群とも頻尿，夜間頻尿は減少したが，疼痛，尿意切迫感，症状スコア，問題スコアは liposome 群で有意に改善したと報告したのが最初である[92]。Peters らは，liposome 膀胱内注入 8 週後の膀胱鏡でハンナ病変が消失していたと報告した[95]。Lander らは liposome カプセル化 PPS の非盲検試験で有効性を報告し[96]，Chuang らは liposome 配合 botulinum toxin A（lipotoxin），botulinum toxin A，生理食塩水の RCT を行い，いずれも有意に症状を改善したが 3 群間に有意差はなかったと報告した[97]。

参考文献

1）Peeker R, Haghsheno MA, Holmäng S, Fall M. Intravesical bacillus Calmette-Guerin and dimethyl sulfoxide for treatment of classic and nonulcer interstitial cystitis: a prospective, randomized double-blind study. *J Urol* 2000; 164: 1912–1915（**II**）

2）Tomoe H. In what type of interstitial cystitis/bladder pain syndrome is DMSO intravesical instillation therapy effective? *Transl Androl Urol* 2015; 4: 600–604（**IV**）

3）Perez-Marrero R, Emerson LE, Feltis JT. A controlled study of dimethyl sulfoxide in interstitial cystitis. *J Urol* 1988; 140: 36–39（III）

4）Ruiz JL, Alonso M, Moreno B, Server G, Osca JM, Jiménez JF. Dimethyl sulfoxide in the treatment of interstitial cystitis. *Actas Urol Esp* 1991; 15: 357–360（IV）

5）Fowler JE Jr. Prospective study of intravesical dimethyl sulfoxide in treatment of suspected early interstitial cystitis. *Urology* 1981; 18: 21–26（IV）

6）Ghoniem GM, McBride D, Sood OP, Lewis V. Clinical experience with multiagent intravesical therapy in interstitial cystitis patients unresponsive to single-agent therapy. *World J Urol* 1993; 11: 178–182（V）

7）Nishimura M, Takano Y, Toshitani S. Systemic contact dermatitis medicamentosa occurring after intravesical dimethyl sulfoxide treatment for interstitial cystitis. *Arch Dermatol* 1988; 124: 182–183（V）

8）Okamura K, Mizunaga M, Arima S, Tokunaka S, Inada F, Takamura T, Yachiku S. The use of dimethyl sulfoxide in the treatment of intractable urinary frequency. *Hinyokika Kiyo* 1985; 31: 627–631（V）

9）Sotolongo JR Jr, Swerdlow F, Schiff HI, Schapira HE. Successful treatment of lupus erythematosus cystitis with DMSO. *Urology* 1984; 23: 125–127（V）

10）Shirley SW, Stewart BH, Mirelman S. Dimethyl sulfoxide in treatment of inflammatory genitourinary disorders. *Urology* 1978; 11: 215–220（V）

11）Hung MJ, Chen YT, Shen PS, Hsu ST, Chen GD, Ho ES. Risk factors that affect the treatment of interstitial cystitis using intravesical therapy with a dimethyl sulfoxide cocktail. *Int Urogynecol J* 2012; 23: 1533–1539（V）

12）Gafni-Kane A, Botros SM, Du H, Sand RI, Sand PK. Measuring the success of combined intravesical dimethyl sulfoxide and triamcinolone for treatment of bladder pain syndrome/interstitial cystitis. *Int Urogynecol J* 2013; 24: 303–311（V）

13）Stav K, Beberashvili I, Lindner A, Leibovici D. Predictors of response to intravesical dimethyl-sulfoxide cocktail in patients with interstitial cystitis. *Urology* 2012; 80: 61–65（V）

14）Lim YN, Dwyer P, Murray C, Karmakar D, Rosamilia A, Thomas E. Long-term outcomes of intravesical dimethyl sulfoxide/heparin/hydrocortisone therapy for interstitial cystitis/bladder pain syndrome. *Int Urogynecol J* 2017; 28: 1085–1089（V）

15）Iyer S, Lotsof E, Zhou Y, Tran A, Botros C, Sand P, Goldberg R, Tomezsko J, Gafni-Kane A, Botros S. Which bladder instillations are more effective? DMSO vs. bupivacaine/heparin/triamcinolone: a retrospective study. *Int Urogynecol J* 2017; 28: 1335–1340（IV）

16）Sairanen J, Leppilahti M, Tammela TL, Paananen I, Aaltomaa S, Taari K, Ruutu M. Evaluation of health-related quality of life in patients with painful bladder syndrome/interstitial cystitis and the impact of four treatments on it. *Scand J Urol Nephrol* 2009; 43: 212–219（II）

17）Rössberger J, Fall M, Peeker R. Critical appraisal of dimethyl sulfoxide treatment for interstitial cystitis: discomfort, side-effects and treatment outcome. *Scand J Urol Nephrol* 2005; 39: 73–77（V）

18）Sant GR. Intravesical 50% dimethyl sulfoxide（Rimso-50）in treatment of interstitial cystitis. *Urology* 1987; 29（4 Suppl）: 17–21（Rv）

19）Kuo HC. Urodynamic results of intravesical heparin therapy for women with frequency urgency syndrome and interstitial cystitis. *J Formos Med Assoc* 2001; 100: 309–314（V）

20）Parsons CL, Housley T, Schmidt JD, Lebow D. Treatment of interstitial cystitis with intravesical heparin. *Br J Urol* 1994; 73: 504–507（V）

21）Welk BK, Teichman JM. Dyspareunia response in patients with interstitial cystitis treated with intravesical lidocaine, bicarbonate, and heparin. *Urology* 2008; 71: 67–70（V）

22）Parsons CL. Successful downregulation of bladder sensory nerves with combination of heparin and alkalinized lidocaine in patients with interstitial cystitis. *Urology* 2005; 65: 45–48（V）

23）Parsons CL, Zupkas P, Proctor J, Koziol J, Franklin A, Giesing D, Davis E, Lakin CM, Kahn BS, Garner WJ. Alkalinized lidocaine and heparin provide immediate relief of pain and urgency in patients with interstitial cystitis. *J Sex Med* 2012; 9: 207–212（II）

24）Taneja R, Jawade KK. A rational combination of intravesical and systemic agents for the treatment of interstitial cystitis. *Scand J Urol Nephrol* 2007; 41: 511–515（V）

25）Nomiya A, Naruse T, Niimi A, Nishimatsu H, Kume H, Igawa Y, Homma Y. On- and post-treatment symptom relief by repeated instillations of heparin and alkalized lidocaine in interstitial cystitis. *Int J Urol* 2013; 20: 1118–1122（V）

26）Baykal K, Senkul T, Sen B, Karademir K, Adayener C, Erden D. Intravesical heparin and peripheral neuromodulation on interstitial cystitis. *Urol Int* 2005; 74: 361–364 (**V**)

27) Leppilahti M, Hellström P, Tammela TL. Effect of diagnostic hydrodistension and four intravesical hyaluronic acid instillations on bladder ICAM-1 intensity and association of ICAM-1 intensity with clinical response in patients with interstitial cystitis. *Urology* 2002; 60: 46–51 (**V**)

28) Porru D, Campus G, Tudino D, Valdes E, Vespa A, Scarpa RM, Usai E. Results of treatment of refractory interstitial cystitis with intravesical hyaluronic acid. *Urol Int* 1997; 59: 26–29 (**V**)

29) Morales A, Emerson L, Nickel JC. Intravesical hyaluronic acid in the treatment of refractory interstitial cystitis. *Urology* 1997; 49 (5 Suppl): 111–113 (**V**)

30) Morales A, Emerson L, Nickel JC, Lundie M. Intravesical hyaluronic acid in the treatment of refractory interstitial cystitis. *J Urol* 1996; 156: 45–48 (**V**)

31) Daha LK, Riedl CR, Lazar D, Hohlbrugger G, Pflüger H. Do cystometric findings predict the results of intravesical hyaluronic acid in women with interstitial cystitis? *Eur Urol* 2005; 47: 393–397 (**V**)

32) Kallestrup EB, Jorgensen SS, Nordling J, Hald T. Treatment of interstitial cystitis with Cystistat: a hyaluronic acid product. *Scand J Urol Nephrol* 2005; 39: 143–147 (**V**)

33) Ahmad I, Sarath Krishna N, Meddings RN. Sequential hydrodistension and intravesical instillation of hyaluronic acid under general anaesthesia for treatment of refractory interstitial cystitis: a pilot study. *Int Urogynecol J Pelvic Floor Dysfunct* 2008; 19: 543–546 (**V**)

34) Riedl CR, Engelhardt PF, Daha KL, Morakis N, Pflüger H. Hyaluronan treatment of interstitial cystitis/painful bladder syndrome. *Int Urogynecol J Pelvic Floor Dysfunct* 2008; 19: 717–721 (**V**)

35) Cervigni M, Natale F, Nasta L, Padoa A, Voi RL, Porru D. A combined intravesical therapy with hyaluronic acid and chondroitin for refractory painful bladder syndrome/interstitial cystitis. *Int Urogynecol J Pelvic Floor Dysfunct* 2008; 19: 943–947 (**IV**)

36) Porru D, Cervigni M, Nasta L, Natale F, Lo Voi R, Tinelli C, Gardella B, Anghileri A, Spinillo A, Rovereto B. Results of endovesical hyaluronic acid/chondroitin sulfate in the treatment of interstitial cystitis/painful bladder syndrome. *Rev Recent Clin Trials* 2008; 3: 126–129 (**IV**)

37) Sherif H, Sebay A, Kandeel W, Othman T, Fathi A, Mohey A, Eshazly A. Safety and efficacy of intravesical hyaluronic acid/chondroitin sulfate in the treatment of refractory painful bladder syndrome. *Turk J Urol* 2018; 1-6. doi: 10.5152/tud.2018.63600 [Epub ahead of print] (**IV**)

38) Shao Y, Shen ZJ, Rui WB, Zhou WL. Intravesical instillation of hyaluronic acid prolonged the effect of bladder hydrodistention in patients with severe interstitial cystitis. *Urology* 2010; 75: 547–550 (**II**)

39) Steinhoff G, Ittah B, Rowan S. The efficacy of chondroitin sulfate 0.2% in treating interstitial cystitis. *Can J Urol* 2002; 9: 1454–1458 (**V**)

40) Nickel JC, Egerdie B, Downey J, Singh R, Skehan A, Carr L, Irvine-Bird K. A real-life multicentre clinical practice study to evaluate the efficacy and safety of intravesical chondroitin sulphate for the treatment of interstitial cystitis. *BJU Int* 2009; 103: 56–60 (**V**)

41) Downey A, Hennessy DB, Curry D, Cartwright C, Downey P, Pahuja A. Intravesical chondroitin sulphate for interstitial cystitis/painful bladder syndrome. *Ulster Med J* 2015; 84: 161–163 (**V**)

42) Tutolo M, Ammirati E, Castagna G, Klockaerts K, Plancke H, Ost D, Van der Aa F, De Ridder D. A prospective randomized controlled multicentre trial comparing intravesical DMSO and chondroïtin sulphate 2% for painful bladder syndrome/interstitial cystitis. *Int Braz J Urol* 2017; 43: 134–141 (**II**)

43) Gülpınar Ö, Esen B, Kayış A, Gökçe Mİ, Süer E. Clinical comparison of intravesical hyaluronic acid and chondroitin sulfate therapies in the treatment of bladder pain syndrome/interstitial cystitis. *Neurourol Urodyn* 2018; 37: 257–262 (**II**)

44) Nickel JC, Egerdie RB, Steinhoff G, Palmer B, Hanno P. A multicenter, randomized, double-blind, parallel group pilot evaluation of the efficacy and safety of intravesical sodium chondroitin sulfate versus vehicle control in patients with interstitial cystitis/painful bladder syndrome. *Urology* 2010; 76: 804–809 (**II**)

45) Nickel JC, Hanno P, Kumar K, Thomas H. Second multicenter, randomized, double-blind, parallel-group evaluation of effectiveness and safety of intravesical sodium chondroitin sulfate compared with inactive vehicle control in subjects with interstitial cystitis/bladder pain syndrome. *Urology* 2012; 79: 1220–1224 (**II**)

46) Porru D, Leva F, Parmigiani A, Barletta D, Choussos D, Gardella B, Daccò MD, Nappi RE, Allegri M, Tinelli C, Bianchi CM, Spinillo A, Rovereto B. Impact of intravesical hyaluronic acid and chondroitin sulfate on bladder pain syndrome/interstitial cystitis. *Int Urogynecol J* 2012; 23: 1193–1199 (**V**)

47) Cervigni M, Natale F, Nasta L, Mako A. Intravesical hyaluronic acid and chondroitin sulphate for bladder pain syndrome/interstitial cystitis: long-term treatment results. *Int Urogynecol J* 2012; 23: 1187–1192 (**V**)

48）Giberti C, Gallo F, Cortese P, Schenone M. Combined intravesical sodium hyaluronate/chondroitin sulfate therapy for interstitial cystitis/bladder pain syndrome: a prospective study. *Ther Adv Urol* 2013; 5: 175–179（Ⅴ）

49）Gülpınar O, Kayış A, Süer E, Gökçe Mİ, Güçlü AG, Arıkan N. Clinical comparision of intravesical hyaluronic acid and hyaluronic acid-chondroitin sulphate therapy for patients with bladder pain syndrome/interstitital cystitis. *Can Urol Assoc J* 2014; 8: E610–E614（Ⅲ）

50）Cervigni M, Sommariva M, Tenaglia R, Porru D, Ostardo E, Giammò A, Trevisan S, Frangione V, Ciani O, Tarricone R, Pappagallo GL. A randomized, open-label, multicenter study of the efficacy and safety of intravesical hyaluronic acid and chondroitin sulfate versus dimethyl sulfoxide in women with bladder pain syndrome/interstitial cystitis. *Neurourol Urodyn* 2017; 36: 1178–1186（Ⅱ）

51）Bade JJ, Laseur M, Nieuwenburg A, van der Weele LT, Mensink HJ. A placebo-controlled study of intravesical pentosanpolysulphate for the treatment of interstitial cystitis. *Br J Urol* 1997; 79: 168–171（Ⅲ）

52）Davis EL, El Khoudary SR, Talbott EO, Davis J, Regan LJ. Safety and efficacy of the use of intravesical and oral pentosan polysulfate sodium for interstitial cystitis: a randomized double-blind clinical trial. *J Urol* 2008; 179: 177–185（Ⅱ）

53）Fagerli J, Fraser MO, deGroat WC, Chancellor MB, Flood HD, Smith D, Jordan ML. Intravesical capsaicin for the treatment of interstitial cystitis: a pilot study. *Can J Urol* 1999; 6: 737–744（Ⅴ）

54）Lazzeri M, Spinelli M, Beneforti P, Malaguti S, Giardiello G, Turini D. Intravesical infusion of resiniferatoxin by a temporary in situ drug delivery system to treat interstitial cystitis: a pilot study. *Eur Urol* 2004; 45: 98–102（Ⅴ）

55）Peng CH, Kuo HC. Multiple intravesical instillations of low-dose resiniferatoxin in the treatment of refractory interstitial cystitis. *Urol Int* 2007; 78: 78–81（Ⅴ）

56）Chen TY, Corcos J, Camel M, Ponsot Y, Tu le M. Prospective, randomized, double-blind study of safety and tolerability of intravesical resiniferatoxin（RTX）in interstitial cystitis（IC）. *Int Urogynecol J Pelvic Floor Dysfunct* 2005; 16: 293–297（Ⅱ）

57）Payne CK, Mosbaugh PG, Forrest JB, Evans RJ, Whitmore KE, Antoci JP, Perez-Marrero R, Jacoby K, Diokno AC, O'Reilly KJ, Griebling TL, Vasavada SP, Yu AS, Frumkin LR; ICOS RTX Study Group（Resiniferatoxin Treatment for Interstitial Cystitis）. Intravesical resiniferatoxin for the treatment of interstitial cystitis: a randomized, double-blind, placebo controlled trial. *J Urol* 2005; 173: 1590–1594（Ⅱ）

58）Ham BK, Kim JH, Oh MM, Lee JG, Bae JH. Effects of combination treatment of intravesical resiniferatoxin instillation and hydrodistention in patients with refractory painful bladder syndrome/interstitial cystitis: a pilot study. *Int Neurourol J* 2012; 16: 41–46（Ⅱ）

59）Zeidman EJ, Helfrick B, Pollard C, Thompson IM. Bacillus Calmette-Guérin immunotherapy for refractory interstitial cystitis. *Urology* 1994; 43: 121–124（Ⅴ）

60）Peters K, Diokno A, Steinert B, Yuhico M, Mitchell B, Krohta S, Gillette B, Gonzalez J. The efficacy of intravesical Tice strain bacillus Calmette-Guerin in the treatment of interstitial cystitis: a double-blind, prospective, placebo controlled trial. *J Urol* 1997; 157: 2090–2094（Ⅱ）

61）Peters KM, Diokno AC, Steinert BW, Gonzalez JA. The efficacy of intravesical bacillus Calmette-Guerin in the treatment of interstitial cystitis: long-term followup. *J Urol* 1998; 159: 1483–1486（Ⅴ）

62）Aghamir SM, Mohseni MG, Arasteh S. Intravesical Bacillus Calmette-Guerin for treatment of refractory interstitial cystitis. *Urol J* 2007; 4: 18–23（Ⅴ）

63）Irani D, Heidari M, Khezri AA. The efficacy and safety of intravesical Bacillus-Calmette-Guerin in the treatment of female patients with interstitial cystitis: a double-blinded prospective placebo controlled study. *Urol J* 2004; 1: 90–93（Ⅱ）

64）Mayer R, Propert KJ, Peters KM, Payne CK, Zhang Y, Burks D, Culkin DJ, Diokno A, Hanno P, Landis JR, Madigan R, Messing EM, Nickel JC, Sant GR, Warren J, Wein AJ, Kusek JW, Nyberg LM, Foster HE; Interstitial Cystitis Clinical Trials Group. A randomized controlled trial of intravesical bacillus Calmette-Guerin for treatment refractory interstitial cystitis. *J Urol* 2005; 173: 1186–1191（Ⅱ）

65）Propert KJ, Mayer R, Nickel JC, Payne CK, Peters KM, Teal V, Burks D, Kusek JW, Nyberg LM, Foster HE; Interstitial Cystitis Clinical Trials Group. Did patients with interstitial cystitis who failed to respond to initial treatment with bacillus Calmette-Guerin or placebo in a randomized clinical trial benefit from a second course of open label bacillus Calmette-Guerin? *J Urol* 2007; 178: 886–890（Ⅴ）

66）Propert KJ, Mayer R, Nickel JC, Payne CK, Peters KM, Teal V, Burks D, Kusek JW, Nyberg LM, Foster HE; Interstitial Cystitis Clinical Trials Group. Followup of patients with interstitial cystitis responsive to treatment with intravesical bacillus Calmette-Guerin or placebo. *J Urol* 2008; 179: 552–555 (**V**)

67) Barbalias GA, Liatsikos EN, Athanasopoulos A, Nikiforidis G. Interstitial cystitis: bladder training with intravesical oxybutynin. *J Urol* 2000; 163: 1818–1822 (**II**)

68) Riedl CR, Knoll M, Plas E, Pflüger H. Electromotive drug administration and hydrodistention for the treatment of interstitial cystitis. *J Endourol* 1998; 12: 269–272 (**V**)

69) Rosamilia A, Dwyer PL, Gibson J. Electromotive drug administration of lidocaine and dexamethasone followed by cystodistension in women with interstitial cystitis. *Int Urogynecol J Pelvic Floor Dysfunct* 1997; 8: 142–145 (**V**)

70) Riedl CR, Knoll M, Plas E, Stephen RL, Pflüger H. Intravesical electromotive drug administration for the treatment of non-infectious chronic cystitis. *Int Urogynecol J Pelvic Floor Dysfunct* 1997; 8: 134–137 (**V**)

71) Gürpinar T, Wong HY, Griffith DP. Electromotive administration of intravesical lidocaine in patients with interstitial cystitis. *J Endourol* 1996; 10: 443–447 (**V**)

72) Giannakopoulos X, Champilomatos P. Chronic interstitial cystitis. Successful treatment with intravesical idocaine *Arch Ital Urol Nefrol Androl* 1992; 64: 337–339 (**V**)

73) Asklin B, Cassuto J. Intravesical lidocaine in severe interstitial cystitis. Case report. *Scand J Urol Nephrol* 1989; 23 311–312 (**V**)

74) Henry R, Patterson L, Avery N, Tanzola R, Tod D, Hunter D, Nickel JC, Morales A. Absorption of alkalized intravesical lidocaine in normal and inflamed bladders: a simple method for improving bladder anesthesia. *J Urol* 2001; 165: 1900–1903 (**V**)

75) Nickel JC, Moldwin R, Lee S, Davis EL, Henry RA, Wyllie MG. Intravesical alkalinized lidocaine (PSD597) offers sustained relief from symptoms of interstitial cystitis and painful bladder syndrome. *BJU Int* 2009; 103: 910–918 (**II**)

76) Lv YS, Zhou HL, Mao HP, Gao R, Wang YD, Xue XY. Intravesical hyaluronic acid and alkalinized lidocaine for the treatment of severe painful bladder syndrome/interstitial cystitis. *Int Urogynecol J* 2012; 23: 1715–1720 (**III**)

77) Parsons CL. Successful downregulation of bladder sensory nerves with combination of heparin and alkalinized lidocaine in patients with interstitial cystitis. *Urology* 2005; 65: 45–48 (**III**)

78) Welk BK, Teichman JM. Dyspareunia response in patients with interstitial cystitis treated with intravesical lidocaine, bicarbonate, and heparin. *Urology* 2008; 71: 67–70 (**V**)

79) Parsons CL, Zupkas P, Proctor J, Koziol J, Franklin A, Giesing D, Davis E, Lakin CM, Kahn BS, Garner WJ. Alkalinized lidocaine and heparin provide immediate relief of pain and urgency in patients with interstitial cystitis. *J Sex Med* 2012; 9: 207–212 (**II**)

80) Nickel JC, Jain P, Shore N, Anderson J, Giesing D, Lee H, Kim G, Daniel K, White S, Larrivee-Elkins C, Lekstrom-Himes J, Cima M. Continuous intravesical lidocaine treatment for interstitial cystitis/bladder pain syndrome: safety and efficacy of a new drug delivery device. *Sci Transl Med* 2012; 4: 143ra100 (**V**)

81) Schulte TL, Reynolds LR. Transurethral intramural injection of hydrocortone hyaluronidase for interstitial cystitis (Hunner's ulcers). *J Urol* 1956; 75: 63–65 (**V**)

82) Cox M, Klutke JJ, Klutke CG. Assessment of patient outcomes following submucosal injection of triamcinolone for treatment of Hunner's ulcer subtype interstitial cystitis. *Can J Urol* 2009; 16: 4536–4540 (**IV**)

83) Rittenberg L, Morrissey D, El-Khawand D, Whitmore K. Kenalog injection into Hunner's lesions as a treatment for interstitial cystitis/bladder pain syndrome. *Curr Urol* 2017; 10: 154–156 (**V**)

84) Funaro MG, King AN, Stern JNH, Moldwin RM, Bahlani S. Endoscopic injection of low dose triamcinolone: a simple, minimally invasive, and effective therapy for interstitial cystitis with Hunner lesions. *Urology* 2018; 118: 25–29 (**V**)

85) Liu HT, Kuo HC. Intravesical botulinum toxin A injections plus hydrodistension can reduce nerve growth factor production and control bladder pain in interstitial cystitis. *Urology* 2007; 70: 463–468 (**V**)

86) Pinto R, Lopes T, Frias B, Silva A, Silva JA, Silva CM, Cruz C, Cruz F, Dinis P. Trigonal injection of botulinum toxin A in patients with refractory bladder pain syndrome/interstitial cystitis. *Eur Urol* 2010; 58: 360–365 (**V**)

87) Smith CP, Radziszewski P, Borkowski A, Somogyi GT, Boone TB, Chancellor MB. Botulinum toxin A has antinociceptive effects in treating interstitial cystitis. *Urology* 2004; 64: 871–875 (**V**)

88) Giannantoni A, Porena M, Costantini E, Zucchi A, Mearini L, Mearini E. Botulinum A toxin intravesical injection in patients with painful bladder syndrome: 1-year followup. *J Urol* 2008; 179: 1031–1034 (**V**)

89) Kuo HC, Chancellor MB. Comparison of intravesical botulinum toxin type A injections plus hydrodistention

間質性膀胱炎・膀胱痛症候群診療ガイドライン

with hydrodistention alone for the treatment of refractory interstitial cystitis/painful bladder syndrome. *BJU Int* 2009; 104: 657–661 (II)

90) Rappaport YH, Zisman A, Jeshurun-Gutshtat M, Gerassi T, Hakim G, Vinshtok Y, Stav K. Safety and feasibility of intravesical instillation of botulinum toxin-A in hydrogel-based slow-release delivery system in patients with interstitial cystitis-bladder pain syndrome: a pilot study. *Urology* 2018; 114: 60–65 (V)

91) Fraser MO, Chuang YC, Tyagi P, Yokoyama T, Yoshimura N, Huang L, De Groat WC, Chancellor MB. Intravesical liposome administration — a novel treatment for hyperactive bladder in the rat. *Urology* 2003; 61: 656–663

92) Chuang YC, Lee WC, Lee WC, Chiang PH. Intravesical liposome versus oral pentosan polysulfate for interstitial cystitis/painful bladder syndrome. *J Urol* 2009; 182: 1393–1400 (III)

93) Lee WC, Chuang YC, Lee WC, Chiang PH. Safety and dose flexibility clinical evaluation of intravesical liposome in patients with interstitial cystitis or painful bladder syndrome. *Kaohsiung J Med Sci* 2011; 27: 437–440 (V)

94) Peters KM, Hasenau D, Killinger KA, Chancellor MB, Anthony M, Kaufman J. Liposomal bladder instillations for IC/BPS: an open-label clinical evaluation. *Int Urol Nephrol* 2014; 46: 2291–2295 (V)

95) Peters KM, Hasenau DL, Anthony M, Kaufman J, Killinger KA. Novel therapy with intravesical liposomes for ulcerative interstitial cystitis/painful bladder syndrome. *Low Urin Tract Symptoms* 2012; 4: 51–53 (V)

96) Lander EB, See JR. Intravesical instillation of pentosan polysulfate encapsulated in a liposome nanocarrier for interstitial cystitis. *Am J Clin Exp Urol* 2014; 2: 145–148 (V)

97) Chuang YC, Kuo HC. A prospective, multicenter, double-blind, randomized trial of bladder instillation of liposome formulation onabotulinumtoxinA for interstitial cystitis/bladder pain syndrome. *J Urol* 2017; 198: 376–382 (II)

11. 治療-4　内視鏡的治療

1. 膀胱水圧拡張術（Hydrodistension）

　PubMed の検索を "(interstitial cystitis OR bladder pain syndrome) AND (hydrodistension OR cystodistension)" または "(interstitial cystitis OR bladder pain syndrome) AND (hydro-distention OR cystodistention)" のキーワードで行い，それぞれ 93 編，110 編を得た。このうち 13 編を引用した。

推奨グレード：B

> 　有効性の根拠は低いが（レベル 4），多くの報告がある程度の有効性を支持している。麻酔が必要で，合併症を起こす可能性もある。

　水圧拡張術は，ESSICGL[1] および東アジア GL[2] では診断/病型分類のために必須の手技であり，古くから重要な治療として行われてきた[3]。しかし，水圧拡張術単独の治療効果に関する過去の報告のほとんどは，対照を欠く前向き観察研究か無作為割り付けによらない比較対照研究であり，RCT は 1 件しかない（El-Hefnawy らは，24 例の患者を上下腹神経叢ブロック治療群と水圧拡張術群に無作為に半数ずつ割り付け，1 カ月後の治療効果を比較した結果，症状スコア，昼間排尿回数において水圧拡張術のほうが有意に治療効果に優れていたと報告している[4]）。

　水圧拡張術の効果の作用機序は不明だが，拡張によって膀胱壁が虚血となり粘膜下知覚神経が障害され，亢進した知覚が減弱するとの説がある[5,6]。

　有効性については，奏効率約 50%，奏効期間 6 カ月未満，との報告が多いが[4,7-15]，なかには 1 年以上の長期奏効を報告しているものもある[16-18]。

　水圧拡張術には一定の手法はない。拡張に用いる圧や拡張時間，拡張回数で効果に差があるのかどうかも十分に検証されていないが，拡張時間や拡張方法の差異は効果に影響を与えなかったとの報告もある[15,19]。

　水圧拡張術での合併症としては，膀胱破裂が最も注意を要する。Bumpus は，100 例以上の水圧拡張術を施行し，1 例の膀胱破裂と傍膀胱膿瘍を経験し[4]，Dunn らは 25 例中 2 例に膀胱破裂を認めたと報告している[5]。Higson らは 166 例中 12 例の後腹膜腔内破裂と 1 例の腹腔内破裂を経験したと報告している[20]。上記ではいずれも尿道カテーテル留置で治癒したと報告されているが，Zabihi らは水圧拡張術後に膀胱壁の壊死をきたし，膀胱拡大術を要した 3 症例を報告している[21]。Grossklaus らも拡張後に膀胱壁壊死をきたした 1 例を報告しており[22]，稀ではあるが重篤な合併症として注意を要する。

間質性膀胱炎・膀胱痛症候群診療ガイドライン　**65**

以下に拡張方法の例を提示する（各作成委員の経験に基づく意見である）。

1. 治療を目的とした水圧拡張術は，腰椎麻酔または全身麻酔で行うのが望ましい[注1]。
2. 生理食塩水を恥骨上 80 cm の高さから自然落下させ，膀胱鏡で膀胱内を観察しながら膀胱を拡張する[注2]。
3. 膀胱内圧が 80 cmH₂O に達しないうちに膀胱容量が 800 mL から 1,000 mL となった場合は，そこで拡張を終了する。一方，膀胱内圧が 80 cmH₂O に達しないうちに尿道口と内視鏡の隙間から水が漏出したら，指で圧迫して注入を継続するようにする[注3]。
4. 2〜5 分間水圧を維持して膀胱を拡張し，その後は膀胱粘膜所見を観察しながら排液し，排液量を確認する[注4]。
5. 1〜4 の操作を繰り返してもよい[注5]。
6. 特に理由がなければ，膀胱生検は拡張後に行う[注6]。
7. 術後は尿道カテーテルを留置し，血尿が強くなければ翌日抜去する[注7]。

注1） 除痛が不十分であると，痛みのために膀胱を拡張できない。除痛の点では腰椎麻酔が最も効果が高い。麻酔は第 6 胸髄レベル以上，できれば第 4 胸髄レベルまでが望ましい[23]。全身麻酔で行うときも除痛を十分に行う。

注2） 拡張時に膀胱破裂を起こすこともあるので，内視鏡で観察しながら拡張するほうがよい。膀胱尿管逆流を伴っていることもあり，尿管口の形にも注意する。

注3） 最大尿道閉鎖圧が低い症例では，膀胱が十分に拡張する前に水が漏れ出すことがある。特に膀胱のコンプライアンスが低い症例では，膀胱内圧は速やかに上昇する。尿道口から水が漏れていないのに，水の落下速度が急に速まるようなことがあれば，膀胱破裂を疑う。下腹部を触診して膀胱の緊満感を観察するのも役立つ。

注4） 拡張時間の至適時間は不明である。排液する際には，特有の膀胱粘膜の変化，すなわち，膀胱粘膜から点状・五月雨状・滝状の出血が起こる。

注5） 水圧拡張術を繰り返すことの意味は明確でない。

注6） 水圧拡張術前に膀胱生検を施行すると，膀胱破裂のリスクが高まるとの危惧があるが，その明確な根拠はない。特に理由がなければ生検は拡張後に行うが，拡張前に行うことを妨げるものではない。

注7） 約 25% の患者で数日間は症状が増強するので，あらかじめ患者に説明しておく。

2. 経尿道的ハンナ病変切除・焼灼術（Transurethral resection/fulguration of the Hunner lesions）・経尿道的レーザー治療

PubMed の検索を "(interstitial cystitis OR bladder pain syndrome) AND fulguration"，または "(interstitial cystitis OR bladder pain syndrome) AND laser therapy" または "(interstitial

cystitis OR bladder pain syndrome）AND transurethral resection"のキーワードで行い，それ
ぞれ 20 編，20 編，37 編を得た。このうち 15 編を引用した。なお，現状では経尿道的
ハンナ病変治療は多くの場合，水圧拡張術と併用されることから水圧拡張術を併用した
文献も引用に含めた。

推奨グレード：B

有効性の根拠は低いが（レベル 4），HIC に対しては有効な治療法である。多くは
反復治療を要する。麻酔が必要で，合併症を起こす可能性もある。

経尿道的治療は，1971 年に Kerr によって報告[24]されて以降，特にハンナ病変部（か
つて潰瘍部と呼ばれていた）に対する有効性を支持する報告がなされている。多数例を
用いた大規模な RCT がなくエビデンスレベルは低いが，HIC に対してハンナ病変部の
経尿道的切除術/焼灼術（resection/fulguration）が症状緩和に有効なことに異論はないで
あろう。4 章「病因・病態」p.12 で述べたように，HIC における症状惹起の首座はハン
ナ病変であると推測されており，症状の程度と病変の大きさは相関している[25]。

病変部では膀胱粘膜上皮の全層にわたる脱落が認められ，知覚神経終末を含む粘膜下
層が膀胱内腔に露出する。この知覚神経終末が尿中物質と接触すれば，過知覚症状を惹
起すると考えられる。ハンナ病変の切除を行えば，肥満細胞・リンパ球・形質細胞など
の粘膜下へ浸潤している炎症細胞が除去され，サイトカインなどの炎症液性因子の減
少，興奮性の高まった知覚神経終末の切除，焼灼後上皮組織再生（線維化）によるバリ
ア機能回復などが起こり，これらの機序によって症状の改善がもたらされると推測され
る。しかし，その効果は永続的なものではなく，術後ハンナ病変が再発し，約半数で再
手術が必要となる。単回治療の奏効期間は 1 年前後とする報告から[26,27]，1 年以上とす
る報告まで様々である[17,28-32]。

合併症には，膀胱穿孔，出血，瘢痕組織による尿管口のひきつれや変形，膀胱尿管逆
流など通常の経尿道的膀胱粘膜切除と同様のものが知られている。膀胱容量低下も懸念
されるが，明確には証明されてはおらず，無関係であるとの報告もある。Chennamsetty
らは，複数回の経尿道的焼灼術を施行した 51 例の患者の膀胱容量の変化について解析
し，平均 2.98 回の病変部焼灼術施行後も有意な膀胱容量の低下はなかったと報告して
いる[26]。

水圧拡張術との同時治療に関しては，支持する報告が多い。Lee SW らは，44 例の
HIC において，ハンナ病変切除術のみの 22 例と切除術に加え水圧拡張術を施行した 22
例の治療効果を比較したところ，術後 12 カ月の時点で水圧拡張術併用群のほうで有意
に最大膀胱容量が増大し，1 日排尿回数が減少したと報告している[33]。Lee ES らも，87
例の HIC に対してハンナ病変切除術と水圧拡張術を併用し，後ろ向きに治療効果を解
析したところ，術後 12 カ月の時点で有意に術前よりも最大膀胱容量や排尿回数が改善
したと報告している[34]。Niimi らは 126 例の HIC に水圧拡張術とハンナ病変切除術併用
療法を施行した結果，平均奏効期間は 28.5 カ月で，早期再発リスクとして腰部脊柱管

間質性膀胱炎・膀胱痛症候群診療ガイドライン

狭窄症の合併をあげている[17]。ハンナ病変切除術と水圧拡張術の併用により夜間排尿回数が有意に減少したとする報告もあり[35]，病変部の切除あるいは焼灼術に加えて水圧拡張術の併用が推奨される。

　病変部の焼灼方法に関しては，電気的焼灼/切除（TUC/TUR）に加え，レーザーによる方法が報告されている[36-38]。Malloy らは，潰瘍を有する 27 例に YAG レーザー治療を行い 21 例で症状の改善を認めたが，18 カ月以内に 12 例（45%）が再発したと報告している[37]。Rofeim らは，潰瘍を有する 24 例に対し YAG レーザーを施行し，2～3 日以内に全例で症状（疼痛，尿意切迫感，頻尿，夜間頻尿）が改善したが，術後 23 カ月までに 11 例（46%）が再発して 1～4 回の追加治療が必要となったと報告している[38]。レーザー治療にも電気的切除/焼灼術（TUR/TUC）と遜色のない治療効果が期待できる。ハンナ病変部を確実に治療することが重要なのであろう。

参考文献

1) van de Merwe JP, Nordling J, Bouchelouche P, Bouchelouche K, Cervigni M, Daha LK, Elneil S, Fall M, Hohlbrugger G, Irwin P, Mortensen S, van Ophoven A, Osborne JL, Peeker R, Richter B, Riedl C, Sairanen J, Tinzl M, Wyndaele JJ. Diagnostic criteria, classification, and nomenclature for painful bladder syndrome/interstitial cystitis: an ESSIC proposal. *Eur Urol* 2008; 53: 60–67（GL）

2) Homma Y, Ueda T, Tomoe H, Lin AT, Kuo HC, Lee MH, Oh SJ, Kim JC, Lee KS. Clinical guidelines for interstitial cystitis and hypersensitive bladder updated in 2015. *Int J Urol* 2016; 23: 542–549（GL）

3) Bumpus HC Jr. Interstitial cystitis: its treatment by overdistention of the bladder. *Med Clin North Am* 1930; 13: 1495–1498（V）

4) El-Hefnawy AS, Makharita MY, Abed A, Amr YM, Salah El-Badry M, Shaaban AA. Anesthetic bladder hydrodistention is superior to superior hypogastric plexus neurolysis in treatment of interstitial cystitis-bladder pain syndrome: a prospective randomized trial. *Urology* 2015; 85: 1039–1044（II）

5) Dunn M, Ramsden PD, Roberts JB, Smith JC, Smith PJ. Interstitial cystitis, treated by prolonged bladder distension. *Br J Urol* 1977; 49: 641–645（V）

6) Lasanen LT, Tammela TL, Liesi P, Waris T, Polak JM. The effect of acute distension on vasoactive intestinal polypeptide（VIP），neuropeptide Y（NPY）and substance P（SP）immunoreactive nerves in the female rat urinary bladder. *Urol Res* 1992; 20: 259–263

7) Yamada T, Murayama T, Andoh M. Adjuvant hydrodistension under epidural anesthesia for interstitial cystitis. *Int J Urol* 2003; 10: 463–468（V）

8) Ottem DP, Teichman JM. What is the value of cystoscopy with hydrodistension for interstitial cystitis? *Urology* 2005; 66: 494–499（V）

9) Cole EE, Scarpero HM, Dmochowski RR. Are patient symptoms predictive of the diagnostic and/or therapeutic value of hydrodistention? *Neurourol Urodyn* 2005; 24: 638–642（V）

10) Erickson DR, Kunselman AR, Bentley CM, Peters KM, Rovner ES, Demers LM, Wheeler MA, Keay SK. Changes in urine markers and symptoms after bladder distention for interstitial cystitis. *J Urol* 2007; 177: 556–560（IV）

11) Aihara K, Hirayama A, Tanaka N, Fujimoto K, Yoshida K, Hirao Y. Hydrodistension under local anesthesia for patients with suspected painful bladder syndrome/interstitial cystitis: safety, diagnostic potential and therapeutic efficacy. *Int J Urol* 2009; 16: 947–952（V）

12) Kuo HC, Chancellor MB. Comparison of intravesical botulinum toxin type A injections plus hydrodistention with hydrodistention alone for the treatment of refractory interstitial cystitis/painful bladder syndrome. *BJU Int* 2009; 104: 657–661（II）

13) Hsieh CH, Chang WC, Huang MC, Su TH, Li YT, Chang ST, Chiang HS. Hydrodistention plus bladder training versus hydrodistention for the treatment of interstitial cystitis. *Taiwan J Obstet Gynecol* 2012; 51: 591–595（II）

14) Tomoe H. In what type of interstitial cystitis/bladder pain syndrome is DMSO intravesical instillation therapy

effective? *Transl Androl Urol* 2015; 4: 600–604（**III**）

15）Hoke TP, Goldstein H, Saks EK, Vakili B. Hydrodistention of the bladder for the treatment of bladder pain syndrome/interstitial cystitis（BPS/IC）. *Neurourol Urodyn* 2017; 36: 784–786（**V**）

16）Glemain P, Rivière C, Lenormand L, Karam G, Bouchot O, Buzelin JM. Prolonged hydrodistention of the bladder for symptomatic treatment of interstitial cystitis: efficacy at 6 months and 1 year. *Eur Urol* 2002; 41: 79–84（**IV**）

17）Niimi A, Nomiya A, Yamada Y, Suzuki M, Fujimura T, Fukuhara H, Kume H, Igawa Y, Homma Y. Hydrodistension with or without fulguration of Hunner lesions for interstitial cystitis: long-term outcomes and prognostic predictors. *Neurourol Urodyn* 2016; 35: 965–969（**V**）

18）Kirk PS, Santiago-Lastra Y, Qin Y, Stoffel JT, Clemens JQ, Cameron AP. The effects of cystoscopy and hydrodistention on symptoms and bladder capacity in interstitial cystitis/bladder pain syndrome. *Neurourol Urodyn* 2018; 37: 2002–2007（**V**）

19）Taub HC, Stein M. Bladder distention therapy for symptomatic relief of frequency and urgency: a ten-year review. *Urology* 1994; 43: 36–39（**V**）

20）Higson RH, Smith JC, Whelan P. Bladder rupture: an acceptable complication of distension therapy? *Br J Urol* 1978; 50: 529–534（**V**）

21）Zabihi N, Allee T, Maher MG, Mourtzinos A, Raz S, Payne CK, Rodríguez LV. Bladder necrosis following hydrodistention in patients with interstitial cystitis. *J Urol* 2007; 177: 149–152（**V**）

22）Grossklaus DJ, Franke JJ. Vesical necrosis after hydrodistension of the urinary bladder in a patient with interstitial cystitis. *BJU Int* 2000; 86: 140–141（**V**）

23）内田えい子，石丸良子，椋棒由紀子，巴 ひかる，中沢速和，川真田美和子．間質性膀胱炎・膀胱水圧拡張術の麻酔法における術中術後の患者満足度について．日泌尿会誌 2005; 96: 310（第 93 回日本泌尿器科学会総会 MP4-009）（**V**）

24）Kerr WS Jr. Interstitial cystitis: treatment by transurethral resection. *J Urol* 1971; 105: 664–666（**V**）

25）Akiyama Y, Niimi A, Nomiya A, Yamada Y, Nakagawa T, Fujimura T, Fukuhara H, Kume H, Igawa Y, Homma Y. Extent of Hunner lesions: the relationships with symptom severity and clinical parameters in Hunner type interstitial cystitis patients. *Neurourol Urodyn* 2018; 37: 1441–1447（**V**）

26）Chennamsetty A, Khourdaji I, Goike J, Killinger KA, Girdler B, Peters KM. Electrosurgical management of Hunner ulcers in a referral center's interstitial cystitis population. *Urology* 2015; 85: 74–78（**V**）

27）Ryu J, Pak S, Song M, Chun JY, Hong S, Choo MS. Elimination of Hunner's ulcers by fulguration in patients with interstitial cystitis: Is it effective and long lasting? *Korean J Urol* 2013; 54: 767–771（**V**）

28）Fall M. Conservative management of chronic interstitial cystitis: transcutaneous electrical nerve stimulation and transurethral resection. *J Urol* 1985; 133: 774–778（**IV**）

29）Greenberg E, Barnes R, Stewart S, Furnish T. Transurethral resection of Hunner's ulcer. *J Urol* 1974; 111: 764–766（**V**）

30）Kajiwara M, Inoue S, Kobayashi K, Ohara S, Teishima J, Matsubara A. Therapeutic efficacy of narrow band imaging-assisted transurethral electrocoagulation for ulcer-type interstitial cystitis/painful bladder syndrome. 3rd International Consultation on Interstitial Cystitis Japan（ICICJ）and International Society for the Study of Bladder Pain Syndrome（ESSIC）Joint Meeting, 2013 Mar 21–23; Kyoto, Japan. *Int J Urol* 2014; 21（Suppl 1）: 57–60（**IV**）

31）Hillelsohn JH, Rais-Bahrami S, Friedlander JI, Okhunov Z, Kashan M, Rosen L, Moldwin RM. Fulguration for Hunner ulcers: long-term clinical outcomes. *J Urol* 2012; 188: 2238–2241（**V**）

32）Peeker R, Aldenborg F, Fall M. Complete transurethral resection of ulcers in classic interstitial cystitis. *Int Urogynecol J Pelvic Floor Dysfunct* 2000; 11: 290–295（**V**）

33）Lee SW, Kim WB, Lee KW, Kim JM, Kim YH, Lee B, Kim JH. Transurethral resection alone vs resection combined with therapeutic hydrodistention as treatment for ulcerative interstitial cystitis: initial experience with propensity score matching studies. *Urology* 2017; 99: 62–68（**V**）

34）Lee ES, Lee SW, Lee KW, Kim JM, Kim YH, Kim ME. Effect of transurethral resection with hydrodistention for the treatment of ulcerative interstitial cystitis. *Korean J Urol* 2013; 54: 682–688（**V**）

35）Otsuka A, Suzuki T, Aki R, Matsushita Y, Tamura K, Motoyama D, Ito T, Sugiyama T, Miyake H. Clinical characteristics of self-reported nocturia in patients with interstitial cystitis, and effects of bladder hydrodistention（with fulguration of Hunner lesions）on nocturia. *Low Urin Tract Symptoms* 2018 Jul 16. doi: 10.1111/luts.12235.［Epub ahead of print］（**V**）

36）Shanberg AM, Baghdassarian R, Tansey LA. Treatment of interstitial cystitis with the neodymium-YAG laser. *J Urol* 1985; 134: 885–888（V）

37）Malloy TR, Shanberg AM. Laser therapy for interstitial cystitis. *Urol Clin North Am* 1994; 21: 141–144（V）

38）Rofeim O, Hom D, Freid RM, Moldwin RM. Use of the neodymium: YAG laser for interstitial cystitis: a prospective study. *J Urol* 2001; 166: 134–136（IV）

12 治療-5 その他の治療

1. 経皮的電気刺激 (Transcutaneous electric nerve stimulation: TENS)

　　PubMed の検索を "(interstitial cystitis OR bladder pain syndrome) AND transcutaneous electric nerve stimulation" のキーワードで行い 31 編を得た。このうち 6 編を引用した。

推奨グレード：C1

　　有効性の根拠は低いが（レベル 4），副作用はほとんどなく，外来で治療できる。

　　経皮的電気刺激とは，皮膚表面から末梢の知覚神経に電気刺激を加え除痛効果を期待する治療法で，各種の疼痛性疾患に使われている。IC/BPS に対する効果の研究は小規模に留まり，結果も一貫していない。大規模な RCT による検証が求められる。

　　Fall は，HIC 患者 23 例に TENS を施行した結果を報告している[1]。18 例で疼痛が軽減し，8 例で頻尿が正常化し，10〜20 年間もの病歴がある 4 例では TENS を行っていた 7 年以上の期間は無症状で経過した。ハンナ病変部は消失するか確認困難となり，麻酔下膀胱容量は 2〜3 倍となった。病型別に検討した続報では，ハンナ病変を有する患者（33 例）のほうが有さない患者（27 例）よりも効果が優れていた（54% vs 26%）[2]。Zhao らは，18 例の女性患者に対して TENS を施行し，有効であった 8 例では膀胱容量も改善したと報告している[3]。

　　TENS の方法に関して Gaj らは，慢性骨盤痛症候群の患者に対して TENS を週 1 回の頻度（17 例）と週 3 回の頻度（18 例）で合計 12 回施行して比較し，有効性はそれぞれ 63% 対 67% で，刺激頻度による有効性の差はないと報告している[4]。他方，Geirsson らは，TENS と鍼を脛骨神経に施行するクロスオーバー試験を行い（完遂したのは 5 例），TENS では 2 例が治療期間中のみ少し改善したに過ぎないと報告している[5]。Ragab らも，20 例の IC/BPS 患者に週 1 回，合計 12 回の TENS を施行したが，85%（17 例）の患者では無効と報告している[6]。

2. 仙骨神経刺激 (Sacral neuromodulation: SNM)

　　PubMed の検索を "(interstitial cystitis OR bladder pain syndrome) AND sacral neuromodulation" のキーワードで行い 93 編を得た。このうち 20 編を引用した。

間質性膀胱炎・膀胱痛症候群診療ガイドライン　71

推奨グレード：C1

　　有効性の根拠は高くないが（レベル 3），難治例に対しては有効である可能性がある。重大な副作用はないものの，手術や機器管理の手間がかかる。

　仙骨神経刺激とは，仙骨 S3 または S4 神経根を電気刺激する治療である。経皮的な刺激（percutaneous neurostimulation: PNS）に反応した症例には，永久的な植込み手術を行う。本邦では，2017 年 9 月より難治性過活動膀胱に対して保険適用となった。難治性の IC/BPS に対する SNM 治療成績の報告 17 編（RCT 1 編，前向き試験 8 編，後ろ向き試験 8 編）のメタ解析では，治療成功率は平均 84% にのぼり，疼痛，症状スコア，排尿回数，尿意切迫感いずれにおいても有意な改善効果を認め，平均 1 回排尿量も有意に増加させたとされている[7]。

　メタ解析[7] の対象となった 2016 年までの 17 編[8-24] のすべてが，程度の差こそあれ，総じて SNM の有効性を支持している。ハンナ病変の有無による有効性を検討している報告は Gajewski らの 1 編で，奏効率はハンナ病変がない場合に高い傾向にあるが，統計学的に差はなかった[8]。研究期間が 2 年以上にわたる 6 編すべてで長期的な有効性が報告されており[8,9,13,15,17,20]，メタ解析では 1.5 年以下の短期観察群との間に奏効率の差を認めなかった。合併症は全体で 3%（0〜56%，14 報 356 例）に認められ，機器の摘出率は 8%（0〜50%，10 報 258 例）であったが，重大な合併症はなかった[7]。

　SNM の作用機序としては，C 線維の求心性伝達が抑制され，疼痛の軽減，排尿筋過活動の抑制，骨盤底筋の安定化につながると想定されている[25]。Chai らは，5 例の IC/BPS 患者に 5 日間の SNM を行ったところ，排尿回数や骨盤痛，尿意切迫感の改善に伴って，尿中のヘパリン結合性上皮成長因子様増殖因子（HB-EGF）や抗増殖因子（APF）活性が正常化したと報告している[14]。Peters らによると，SNM を施行した 16 例の IC/BPS 患者では，治療開始 24 週後に症状スコアが有意に改善し，ベースラインで症状との相関を認めた尿中ケモカイン（sIL-1ra，MCP-1，CCL5）値の有意な減少が認められた[26]。SNM が膀胱の炎症に何らかの作用をもつ可能性が示唆されている。

3. 鍼（Acupuncture）

　PubMed の検索を"（interstitial cystitis OR bladder pain syndrome）AND acupuncture"のキーワードで行い 24 編を得た。このうちの 3 編[5,29,30] と，尿意切迫感や頻尿などの下部尿路症状を有する患者への鍼治療の文献[27,28] を加えた。

推奨グレード：C1

　　有効性の根拠は低く（レベル 4），無効とする根拠のほうが高い（レベル 3）。副作用はほとんどなく，外来で治療できる。

　鍼治療は比較的非侵襲的な伝統的な治療であり，その作用機序は曖昧ながら，一部の尿意切迫感や頻尿などの下部尿路症状を有する患者には有効とされる。しかし，IC/BPS

に対する有効性は限られており，また一時的なものである。プラセボ効果が大きいことも懸念される。

Chang は，尿意切迫感，頻尿，排尿障害を伴う IC/BPS 患者 52 例のうち 26 例に Sp6 点，残りの 26 例に St36 点に鍼治療を行った[27]。Sp6 点に鍼を受けた患者の 84.6%（22 例）が改善し，うち 65.4%（17 例）は症状が消失した。しかし，1 年および 3 年後には効果は持続しておらず，繰り返しの鍼治療が必要とされた[28]。Sönmez らは，難治性 IC/BPS 患者 12 例に対して鍼治療を週 2 回，5 セッション施行した。疼痛スコアは施術後 1 年間有意な改善を維持したものの，疼痛以外の症状の改善は 1 年持続しなかった。全体の治療奏効率は，施術後 3，6，12 カ月でそれぞれ 100，33.3，16.6% であり，効果は一時的なものであった[29]。Geirsson らは，12 例の IC/BPS 患者に TENS と鍼を脛骨神経に施行するクロスオーバー試験を行い（完遂したのは 5 例），1 例だけ鍼治療後も 3 カ月間効果が持続したと報告した[5]。O'Reilly らは 58 例の NIDDK の基準を満たす患者に対し，Sp6 点にパルスレーザー刺激治療（29 例）とプラセボ（27 例）の二重盲検試験を施行した。12 週後の症状は群内では改善するも群間では有意差がなく，プラセボ効果が示唆されている[30]。

4. 膀胱拡大術（Augmentation）・膀胱摘出術，尿路変更術

PubMed の検索を "（interstitial cystitis OR bladder pain syndrome）AND augmentation"，"（interstitial cystitis OR bladder pain syndrome）AND cystectomy" のキーワードで行い，それぞれ 56 編，145 編を得た。このうち 20 編を引用した。

推奨グレード：C1

有効性の根拠は低いが（レベル 5），他の治療に抵抗し，萎縮膀胱や膀胱尿管逆流などを合併する症例や著しく QOL が低下している症例には，最終治療手段となりうる。治療後も症状が残る可能性や，重大な合併症を起こす可能性もある。

手術術式については，侵襲性や術後の残存痛の可能性を含めて考慮する。膀胱三角部より上の膀胱（部分）切除（supratrigonal cystectomy）と腸管（回腸，回盲部，右結腸，S状結腸など）を用いた膀胱拡大術を併せて行うことが多い。三角部を残すと症状の残存や再発の原因となるため，三角部まで含めた膀胱全摘除術が望ましいとする意見もある。膀胱を切除しない尿路変向のみと，膀胱摘出術（部分切除または全摘除）との比較では，その優劣は不明である。尿路変向は禁制型または自己排尿型代用膀胱が望ましいが，術後に間欠自己導尿が必要となることもあり，回腸導管が最も多い[31]。手術成績は進行例において良好で，術前の膀胱鏡所見と膀胱容量や術前の有症状期間の長さなどが予測に有用とする報告もある。病型別では HIC でより手術成績が良好であるとされる。

Linn らは，回盲部を用いた膀胱拡大術を 6 例に施行し，術後 30 カ月において全例で症状が消失しており排尿も自然であったと報告した[32]。van Ophoven らは，腸管を用い

た代用膀胱作成（回盲部 10 例，回腸 8 例）を行い，平均観察期間約 5 年において 14 例で疼痛が完全に消失し，12 例で自然排尿可能，15 例では排尿障害が完全に消失したと報告した[33]。回盲部を利用した膀胱拡大術は機能的に優れた結果であったが，回腸利用群では 3 例が自己導尿，1 例が恥骨上膀胱瘻カテーテル留置を必要とした。不成功の 2 例を除き，手術は昼夜間の頻尿，膀胱容量，症状スコアを有意に改善した。

Kontturi らは，12 例に結腸と S 状結腸を用いて膀胱拡大術を行った。その結果，S 状結腸を用いた 5 例は全例 4.7 年以上症状消失が続いていたが，結腸を用いた 7 例中 2 例は二次的に膀胱摘出と回腸導管造設を必要とした[34]。Nielsen らは，回盲部を用いた膀胱拡大術を 8 例に行い，2 例で症状が消失したがほかの 6 例は不成功で，二次的膀胱摘出術および回腸導管造設を必要とした[35]。Nurse らは，三角部病変が 50%（25 例中 13 例）に存在して不成功につながったとし，三角部を残さないことが必要とした[36]。Kim らは，膀胱拡大術を施行した 40 例のうち，8 例（20%）で症状の改善がなかったとしている[37]。Elzawahri らも，膀胱拡大術後も症状が残存/再発する症例があり再手術で改善を得たと報告している[38]。Peters らは 10 例の HIC に対して，膀胱全摘除（回腸導管 9 例，回腸利用新膀胱 1 例）を施行し，9 例で術後緩解を得たと報告している[39]。Yang らは，膀胱全摘除の際に尿道まで摘除する必要性はないとしている[40]。なお，三角部まで含めた膀胱全摘除でも症状が残存するという報告もあり[41,42]，術後に症状が残存する可能性があることを患者へ十分に説明した上，すべての保存的治療に反応しない症例に対して最終的な治療手段として考慮すべきとされる[33]。

Warwick らは，膀胱切除なしに拡大術のみを施行することは不適切としている[43]。しかし，尿路変向のみでも尿が膀胱にたまらなくなり症状が軽快するという報告も散見される[44]。Norus や Andersen らは，尿路変向のみで膀胱摘出と同等の治療成績が得られるとしている[45,46]。しかし実際には，尿路変更術のみの患者で症状が緩解せず膀胱摘出を追加した事例も報告されており[45,46]，症状緩解の確実性という点では膀胱摘出術が上回るだろう。

Nielsen らは，術前の平均膀胱容量によって成否が分かれる（200 mL 以下なら成功，525 mL 以上なら不成功）と報告した[35]。Andersen らは，術後症状が残存する症例は，残存しない症例と比べて有意に術前の有症状期間が長かったと報告した[46]。Kim らも，不成功には術前の有症状期間が関与している可能性を示唆している[37]。

Peeker らは，ハンナ病変のない症例では手術成績が不良であり，術前の病型分類を徹底すべきであるとしている[47,48]。ハンナ病変のない症例が機能性身体症候群である可能性を考えれば[49]，膀胱摘出や尿路変更術が無効であることは合理的である。その一方，ハンナ病変のない症例での良好な手術成績も報告されている[44,50]。ハンナ病変の有無を明確にした上での更なる検証が求められる。

■ 参考文献

1) Fall M. Conservative management of chronic interstitial cystitis: transcutaneous electrical nerve stimulation and transurethral resection. *J Urol* 1985; 133: 774–778（**IV**）

2) Fall M, Lindström S. Transcutaneous electrical nerve stimulation in classic and nonulcer interstitial cystitis. *Urol Clin North Am* 1994; 21: 131–139（**V**）

3) Zhao J, Bai J, Zhou Y, Qi G, Du L. Posterior tibial nerve stimulation twice a week in patients with interstitial cystitis. *Urology* 2008; 71: 1080–1084（**IV**）

4) Gaj F, Andreuccetti J, Speziali F, Trecca A, Crispino P. Chronic pelvic pain treatment with posterior tibial nerve stimulation. *Clin Ter* 2011; 162: e111-e114（**III**）

5) Geirsson G, Wang YH, Lindström S, Fall M. Traditional acupuncture and electrical stimulation of the posterior tibial nerve. A trial in chronic interstitial cystitis. *Scand J Urol Nephrol* 1993; 27: 67–70（**III**）

6) Ragab MM, Tawfik AM, Abo El-enen M, Elnady M, El-Gamal OM, El-Kordy M, Gameel T, Rasheed M. Evaluation of percutaneous tibial nerve stimulation for treatment of refractory painful bladder syndrome. *Urology* 2015; 86: 707–711（**IV**）

7) Wang J, Chen Y, Chen J, Zhang G, Wu P. Sacral neuromodulation for refractory bladder pain syndrome/interstitial cystitis: a global systematic review and meta-analysis. *Sci Rep* 2017; 7: 11031（**SysRv**）

8) Gajewski JB, Al-Zahrani AA. The long-term efficacy of sacral neuromodulation in the management of intractable cases of bladder pain syndrome: 14 years of experience in one centre. *BJU Int* 2011; 107: 1258–1264（**V**）

9) Powell CR, Kreder KJ. Long-term outcomes of urgency-frequency syndrome due to painful bladder syndrome treated with sacral neuromodulation and analysis of failures. *J Urol* 2010; 183: 173–176（**V**）

10) Comiter CV. Sacral neuromodulation for the symptomatic treatment of refractory interstitial cystitis: a prospective study. *J Urol* 2003; 169: 1369–1373（**IV**）

11) Peters KM, Feber KM, Bennett RC. A prospective, single-blind, randomized crossover trial of sacral vs pudendal nerve stimulation for interstitial cystitis. *BJU Int* 2007; 100: 835–839（**IV**）

12) Whitmore KE, Payne CK, Diokno AC, Lukban JC. Sacral neuromodulation in patients with interstitial cystitis: a multicenter clinical trial. *Int Urogynecol J Pelvic Floor Dysfunct* 2003; 14: 305–308（**IV**）

13) Ghazwani YQ, Elkelini MS, Hassouna MM. Efficacy of sacral neuromodulation in treatment of bladder pain syndrome: long-term follow-up. *Neurourol Urodyn* 2011; 30: 1271–1275（**V**）

14) Chai TC, Zhang C, Warren JW, Keay S. Percutaneous sacral third nerve root neurostimulation improves symptoms and normalizes urinary HB-EGF levels and antiproliferative activity in patients with interstitial cystitis. *Urology* 2000; 55: 643–646（**IV**）

15) Kessler TM, Buchser E, Meyer S, Engeler DS, Al-Khodairy AW, Bersch U, Iselin CE, Roche B, Schmid DM, Schurch B, Zrehen S, Burkhard FC. Sacral neuromodulation for refractory lower urinary tract dysfunction: results of a nationwide registry in Switzerland. *Eur Urol* 2007; 51: 1357–1363（**IV**）

16) Maher CF, Carey MP, Dwyer PL, Schluter PL. Percutaneous sacral nerve root neuromodulation for intractable interstitial cystitis. *J Urol* 2001; 165: 884–886（**IV**）

17) Siegel S, Paszkiewicz E, Kirkpatrick C, Hinkel B, Oleson K. Sacral nerve stimulation in patients with chronic intractable pelvic pain. *J Urol* 2001; 166: 1742–1745（**IV**）

18) Zabihi N, Mourtzinos A, Maher MG, Raz S, Rodríguez LV. Short-term results of bilateral S2-S4 sacral neuromodulation for the treatment of refractory interstitial cystitis, painful bladder syndrome, and chronic pelvic pain. *Int Urogynecol J Pelvic Floor Dysfunct* 2008; 19: 553–557（**V**）

19) Lavano A, Volpentesta G, Piragine G, Iofrida G, De Rose M, Abbate F, Signorelli CD. Sacral nerve stimulation with percutaneous dorsal transforamenal approach in treatment of isolated pelvic pain syndromes. *Neuromodulation* 2006; 9: 229–233（**V**）

20) Marinkovic SP, Gillen LM, Marinkovic CM. Minimum 6-year outcomes for interstitial cystitis treated with sacral neuromodulation. *Int Urogynecol J* 2011; 22: 407–412（**V**）

21) Sokal P, Zieliński P, Harat M. Sacral roots stimulation in chronic pelvic pain. *Neurol Neurochir Pol* 2015; 49: 307–312（**V**）

22) Steinberg AC, Oyama IA, Whitmore KE. Bilateral S3 stimulator in patients with interstitial cystitis. *Urology* 2007; 69: 441–443（**V**）

23) Peters KM, Carey JM, Konstandt DB. Sacral neuromodulation for the treatment of refractory interstitial cystitis: outcomes based on technique. *Int Urogynecol J Pelvic Floor Dysfunct* 2003; 14: 223–228（**IV**）

24) Yang Y, Yan Q, Wang B, Yan Y, Du P, Chen S, Zhu X. Sacral neuromodulation for interstitial cystitis with pelvic floor pain（report of 4 cases）. *Chin J Urol* 2006; 27: 765–767（**V**）

25) Wyndaele JJ, Michielsen D, Van Dromme S. Influence of sacral neuromodulation on electrosensation of the lower urinary tract. *J Urol* 2000; 163: 221–224（**IV**）

26）Peters KM, Jayabalan N, Bui D, Killinger K, Chancellor M, Tyagi P. Effect of sacral neuromodulation on outcome measures and urine chemokines in interstitial cystitis/painful bladder syndrome patients. *Low Urin Tract Symptoms* 2015; 7: 77–83（Ⅳ）

27）Chang PL. Urodynamic studies in acupuncture for women with frequency, urgency and dysuria. *J Urol* 1988; 140: 563–566（Ⅳ）

28）Chang PL, Wu CJ, Huang MH. Long-term outcome of acupuncture in women with frequency, urgency and dysuria. *Am J Chin Med* 1993; 21: 231–236（Ⅳ）

29）Sönmez MG, Kozanhan B. Complete response to acupuncture therapy in female patients with refractory interstitial cystitis/bladder pain syndrome. *Ginekol Pol* 2017; 88: 61–67（Ⅳ）

30）O'Reilly BA, Dwyer PL, Hawthorne G, Cleaver S, Thomas E, Rosamilia A, Fynes M. Transdermal posterior tibial nerve laser therapy is not effective in women with interstitial cystitis. *J Urol* 2004; 172: 1880–1883（Ⅱ）

31）Gershbaum D, Moldwin R. Practice trends for the management of interstitial cystitis. *Urology* 2001; 57（6 Suppl 1）: 119（ICBR-44）（Ⅴ）

32）Linn JF, Hohenfellner M, Roth S, Dahms SE, Stein R, Hertle L, Thüroff JW, Hohenfellner R. Treatment of interstitial cystitis: comparison of subtrigonal and supratrigonal cystectomy combined with orthotopic bladder substitution. *J Urol* 1998; 159: 774–778（Ⅴ）

33）van Ophoven A, Oberpenning F, Hertle L. Long-term results of trigone-preserving orthotopic substitution enterocystoplasty for interstitial cystitis. *J Urol* 2002; 167: 603–607（Ⅴ）

34）Kontturi MJ, Hellström PA, Tammela TL, Lukkarinen OA. Colocystoplasty for the treatment of severe interstitial cystitis. *Urol Int* 1991; 46: 50–54（Ⅴ）

35）Nielsen KK, Kromann-Andersen B, Steven K, Hald T. Failure of combined supratrigonal cystectomy and Mainz ileocecocystoplasty in intractable interstitial cystitis: is histology and mast cell count a reliable predictor for the outcome of surgery? *J Urol* 1990; 144: 255–258（Ⅴ）

36）Nurse DE, Parry JR, Mundy AR. Problems in the surgical treatment of interstitial cystitis. *Br J Urol* 1991; 68: 153–154（Ⅴ）

37）Kim HJ, Lee JS, Cho WJ, Lee HS, Lee HN, You HW, Jung W, Lee KS. Efficacy and safety of augmentation ileocystoplasty combined with supratrigonal cystectomy for the treatment of refractory bladder pain syndrome/interstitial cystitis with Hunner's lesion. *Int J Urol* 2014; 21（Suppl 1）: 69–73（Ⅴ）

38）Elzawahri A, Bissada NK, Herchorn S, Aboul-Enein H, Ghoneim M, Bissada MA, Finkbeiner A, Glazer AA. Urinary conduit formation using a retubularized bowel from continent urinary diversion or intestinal augmentations: ii. Does it have a role in patients with interstitial cystitis? *J Urol* 2004; 171: 1559–1562（Ⅴ）

39）Peters KM, Jaeger C, Killinger KA, Rosenberg B, Boura JA. Cystectomy for ulcerative interstitial cystitis: sequelae and patients' perceptions of improvement. *Urology* 2013; 82: 829–833（Ⅴ）

40）Yang TX, Luo DY, Li H, Wang KJ, Shen H. Is urethrectomy necessary during cystectomy in patients with interstitial cystitis or bladder pain syndrome? *Urology* 2016; 97: 73–79（Ⅴ）

41）Lotenfoe RR, Christie J, Parsons A, Burkett P, Helal M, Lockhart JL. Absence of neuropathic pelvic pain and favorable psychological profile in the surgical selection of patients with disabling interstitial cystitis. *J Urol* 1995; 154: 2039–2042（Ⅴ）

42）Baskin LS, Tanagho EA. Pelvic pain without pelvic organs. *J Urol* 1992; 147: 683–686（Ⅴ）

43）Warwick RT, Ashken MH. The functional results of partial, subtotal and total cystoplasty with special reference to ureterocaecocystoplasty, selective sphincterotomy and cystocystoplasty. *Br J Urol* 1967; 39: 3–12（Ⅴ）

44）Redmond EJ, Flood HD. The role of reconstructive surgery in patients with end-stage interstitial cystitis/bladder pain syndrome: is cystectomy necessary? *Int Urogynecol J* 2017; 28: 1551–1556（Ⅴ）

45）Norus T, Fode M, Nordling J. Ileal conduit without cystectomy may be an appropriate option in the treatment of intractable bladder pain syndrome/interstitial cystitis. *Scand J Urol* 2014; 48: 210–215（Ⅴ）

46）Andersen AV, Granlund P, Schultz A, Talseth T, Hedlund H, Frich L. Long-term experience with surgical treatment of selected patients with bladder pain syndrome/interstitial cystitis. *Scand J Urol Nephrol* 2012; 46: 284–289（Ⅴ）

47）Peeker R, Aldenborg F, Fall M. The treatment of interstitial cystitis with supratrigonal cystectomy and ileocystoplasty: difference in outcome between classic and nonulcer disease. *J Urol* 1998; 159: 1479–1482（Ⅴ）

48）Rössberger J, Fall M, Jonsson O, Peeker R. Long-term results of reconstructive surgery in patients with bladder pain syndrome/interstitial cystitis: subtyping is imperative. *Urology* 2007; 70: 638–642（Ⅴ）

49）Warren JW. Bladder pain syndrome/interstitial cystitis as a functional somatic syndrome. *J Psychosom Res*

2014; 77: 510−515（Rv）

50）Mateu Arrom L, Gutiérrez Ruiz C, Mayordomo Ferrer O, Martínez Barea V, Palou Redorta J, Errando Smet C. Long-term follow-up after cystectomy for bladder pain syndrome: pain status, sexual function and quality of life. *World J Urol* 2018. doi: 10.1007/s00345-018-2554-6［Epub ahead of print］（V）

13 治療効果の評価

　IC/BPS の臨床試験に対象患者や効果の評価方法で統一した基準はない。歴史的には，NIDDK（National Institute of Diabetes and Digestive and Kidney Diseases）が提示した臨床研究の対象とする患者の採用基準がある[1]。これを基盤として作成した基準を示すので，臨床試験（治験）やほかの臨床研究で参照されることを希望する。なお，安全性の評価は本 GL の枠を超えるので触れない。

1. 対象患者の採用基準

　採用基準は下表を目安として設定する。なお，採用基準は臨床的な診断基準ではない。

表　採用基準

診断項目[a]	IC/BPS に特徴的な症状を有する
膀胱鏡所見[b]	IC/BPS に矛盾しない
否定すべき疾患[c]	尿路感染症（3 カ月以内），尿路結石，尿路癌，前立腺癌，結核性・放射線性・薬剤性膀胱炎，神経因性膀胱，尿道憩室，尿道狭窄，婦人科癌，腟炎，外陰部皮膚疾患
前治療からの期間[d]	膀胱水圧拡張（3 カ月以内），膀胱注入療法（3 カ月以内）

[注]
a) 膀胱部の疼痛，圧迫感，不快感のほか，尿意亢進や頻尿がみられる（過知覚膀胱症状）。症状の程度は規定しないが，症状に対する効果を評価するには，治療開始前の症状がある程度は重症であることが必要であろう。
b) ハンナ病変の有無で病態はまったく異なり，治療効果も異なる可能性が高い。そのいずれかのみを採用するか，両者とも採用するかを規定することが望ましい。両者とも採用する場合には，個々の症例がいずれかを特定しておき，治療効果などをハンナ病変の有無別に解析することが望ましい。
c) NIDDK の基準で除外項目である，年齢（18 歳未満），膀胱内圧検査（膀胱容量 350 mL 以上，150 mL までに強い尿意を感じない，不随意収縮あり），症状（夜間排尿 1 回未満，昼間排尿 8 回未満，抗菌薬・抗コリン薬での症状軽減）は含めない。罹病期間（9 カ月未満）は，その期間を短縮した。逆に NIDDK の基準にはない除外項目として，神経因性膀胱と前立腺癌を加えた。
d) 膀胱水圧拡張や膀胱注入療法を行った後に症状が軽快（時に悪化）することがあるので，ともに 3 カ月の猶予期間を設けた。薬物治療は，各薬剤の特性により期間を定めるべきであろう。

2. 有効性の判定基準

1) 有効性の評価方法

　判定方法には確定的なものはない。可能な方法としては以下のようなものがあり，そのうち適切と思われるものを選択する。判定の時期は，本疾患が慢性疾患であることを

考え，少なくとも 1 カ月間，できれば 3 カ月間の期間が必要であろう。その後も効果の推移を観察すべきである。

- 総合的な症状スコア（6 章「診断」p.22 も参照）[a]
- 個々の症状（痛み，頻尿，尿意切迫感，尿意亢進）[b]
- 排尿回数（1 日あたりの回数など）[c]
- 排尿記録による 1 回排尿量（平均値または最大値など）
- QOL 評価（6 章「診断 2. QOL」p.23 も参照）[d]
- 患者の総合的な改善度
- 膀胱知覚の閾値
- 内視鏡所見（ハンナ病変の広がりや数など）

【注】

a) IC/BPS の症状は多彩で，どの症状が重要かは患者によって異なる。そこで，症状を総合的に評価できる症状質問票による症状スコアが適切と思われる。これには，O'Leary & Sant の症状に関する質問票，PUF，Wisconsin の質問票などがある。このうち，妥当性の確認された日本語訳があるのは，O'Leary & Sant の症状質問票だけである。ただし，有効とするスコアの減少幅や減少率は知られていない。

b) 個々の症状である痛みや尿意切迫感や尿意亢進については，VAS や任意に作成したスコアをつけて評価する方法があろう。ただし，妥当性の確認されたスコアはなく，それらを総合的に評価する方法もない。

c) 正確な排尿回数は思い起こしではなく排尿記録によるべきである。1 回排尿量を測定することもできる。記録期間は 3 日間以上が望ましい。

d) O'Leary & Sant の問題に関する質問票を用いれば，問題の程度は評価できる。症状が類似した疾患である過活動膀胱には，キング健康調査票（KHQ）の妥当性が確認されている。

e) 全般的な改善の印象を患者に尋ねるだけの手法の例を下に示す。

患者の総合的な改善度に関する質問（例）

治療によってあなたの膀胱の症状は良くなりましたか，それとも悪くなりましたか。
あなたの症状の変化にもっとも近いものをひとつだけ選んでください。

1. とても良くなった
2. 良くなった（中くらい）
3. 少し良くなった
4. 変わらない
5. 少し悪くなった
6. 悪くなった（中くらい）
7. とても悪くなった

2）有効性の評価に影響を与える可能性のある事項

　有効性の評価で留意すべき項目には以下のようなものがある。これらの事項については，治療方法の選択の際に要因として含める，事後的に分類して効果を比較する，などに応用する。

● ハンナ病変の有無
● 症状の程度（定まったカットオフ値はない）
● 膀胱痛の有無，その程度
● 最大膀胱容量（定まったカットオフ値はない）
● 性別（もし，男女で異なる結果が得られ性差以外にそれを説明できない場合は，本疾患は女性に多く，男性では前立腺疾患との関連が疑われることを考慮し，女性における結果をより重視すべきであろう）

3）特に薬剤治験において注意すべき点

　薬剤の治験では，以下のような注意が必要である。

● プラセボ効果が大きいことが懸念されるので，プラセボまたは標準薬を対照とした二重盲検試験が必要である。
● 効果を判定する時期は，3 カ月を目安とする。その後も 6 カ月または 12 カ月とより長期にわたり経時的に効果を調査するのが望ましい。

■ 参考文献

1）Hanno PM, Landis JR, Matthews-Cook Y, Kusek J, Nyberg L Jr. The diagnosis of interstitial cystitis revisited: lessons learned from the National Institutes of Health Interstitial Cystitis Database study. *J Urol* 1999; 161: 553–557

索引

あ

アセトアミノフェン	34, 46
アダリムマブ	47
アミトリプチリン	33, 42
アルギニン	47
疫学	10
炎症	45
オキシブチニン	57

か

拡張後粘膜出血	xiv, 7, 28
過知覚膀胱	4
過知覚膀胱症状	6
ガバペンチン	33, 43
過敏性腸症候群	14, 23
カプサイシン	56
下部尿路症状	22
カリウムテスト	29
間質性膀胱炎	1
間質性膀胱炎・膀胱痛症候群	1
感染	49
漢方薬	50
緊張の緩和	33
クエン酸	49
グリコサミノグリカン層	12
形質細胞	18
経尿道的ハンナ病変切除・焼灼術	34, 66
経皮的電気刺激	71
抗菌薬	49
行動療法	33, 39
骨盤痛症候群	4

さ

コンドロイチン硫酸	55
採用基準（対象患者）	78
シェーグレン症候群	23
シクロスポリン A	34, 45
自己免疫	13
シメチジン	33, 44
ジメチルスルホキシド	34, 53
重症度	30
症状スコア	23, 24
症状の評価	23
上皮剥離	18, 19
除外診断	29
食事療法	33, 39
神経原性炎症	14
診断	22
診療のアルゴリズム	8
推奨のグレード	xviii, 36
ステロイド	34, 46, 58
スプラタスト	33, 45
セルトリズマブ ペゴル	47
セレコキシブ	34, 46
線維筋痛症	14, 23
仙骨神経刺激	35, 71

た

タクロリムス	45
中枢性感作	42
治療効果の評価	78
治療法の一覧	37
定義	1

デュロキセチン	42
点状出血	xiv, 7, 28
疼痛性膀胱症候群	3
トラマドール	34, 43

な

内視鏡的治療	65
難病指定	30
日本間質性膀胱炎研究会	xvii, 30
尿アルカリ化	49
尿検査	26
尿流動態検査	26
尿路上皮機能不全	12
尿路変更術	73

は

バイオマーカー	29
排尿記録	26
鍼	72
瘢痕	28
ハンナ潰瘍	6
ハンナ型間質性膀胱炎	x, xv, 2
ハンナ病変	x, xv, 6, 28
ヒアルロン酸	34, 54
ヒドロキシジン	33, 44
非ハンナ型間質性膀胱炎	2
肥満細胞	13, 20, 44
病態	12
病理	18
病理所見	xv
プレガバリン	33, 43
ヘパリン	34, 54
膀胱拡大術	73
膀胱鏡（検査）	x, 26
膀胱腔内・壁内注入療法	34

膀胱上皮障害	48
膀胱水圧拡張（術）	28, 34, 65
膀胱生検	28
膀胱痛症候群	4
膀胱摘出術	73
膀胱内注入療法	53
保存的治療	33, 38
ボツリヌス毒素	34, 58
ポリ硫酸ペントサンナトリウム	34, 48, 55

ま

免疫性炎症	13
免疫反応	45
問題スコア	23, 24
モンテルカスト	33, 45

や

薬物治療	33, 42
有効性の判定基準	78
用語	4, 5, 6

ら

理学療法	33, 38
リドカイン	34, 57
リポソーム	34, 59
リンパ球・肥満細胞の活性化	44
レジニフェラトキシン	56

欧文

acetaminophen	34, 46
acupuncture	72
adalimumab	47
amitriptyline	33, 42
augmentation	73
Bacillus Calmette-Guérin（BCG）	56
behavioral modification	33, 39
bladder pain syndrome（BPS）	4
botulinum toxin	34, 58
capsaicin	56
celecoxib	34, 46
central sensitization	42
certolizumab pegol	47
chondroitin sulfate	55
cimetidine	33, 44
citrate	49
cyclosporine A	34, 45
dietary modification	33, 39
dimethyl sulfoxide（DMSO）	34, 53
duloxetine	42
dysfunctional bladder epithelium	48
gabapentin	33, 43
glomerulations	xiv, 7, 28
heparin	34, 54
hyaluronic acid	34, 54
hydrodistension	34, 65
hydroxyzine	33, 44
immunological response	45
infection	49
inflammation	45
L-arginine	47
lidocaine	34, 57
liposome	34, 59
lymphocyte/mast cell activation	44

montelukast	33, 45
mucosal bleeding after distension（MBAD）	xiv, 7, 28
narrow-band imaging（NBI）	x, 28
NIDDK	2
oxybutynin	57
painful bladder syndrome（PBS）	3
pelvic pain syndome	4
pentosan polysulfate sodium（PPS）	34, 48, 55
physical therapy	33, 38
prednisolone	46
pregabalin	34, 43
PUF 症状スコア	23, 25
QOL	23
resiniferatoxin	56
sacral neuromodulation（SNM）	35, 71
steroid	58
stress reduction	33, 38
suplatast	33, 45
tacrolimus	45
tramadol	34, 43
transcutaneous electric nerve stimulation（TENS）	71
transurethral resection/fulguration of the Hunner lesions	34, 66
urinary alkalinization	49

間質性膀胱炎・膀胱痛症候群診療ガイドライン

2019 年 4 月 25 日　　　第 1 版　第 1 刷　発行

編集　日本間質性膀胱炎研究会／日本泌尿器科学会

発行　リッチヒルメディカル株式会社
　　　代表取締役　村田嘉久
　　　101-0051 東京都千代田区神田神保町 2-14 朝日神保町プラザ 4F
　　　電話 03-3230-3511

印刷　小倉美術印刷株式会社

©日本間質性膀胱炎研究会，2019 Printed in Japan
本書の内容を無断で複写・転載することを禁じます。
落丁・乱丁の場合は，お取替えいたします。
ISBN978-4-903849-40-9